Inka Jochum

AF648285

Das **Rücken-** Heilbuch

Inka Jochum

Das **Rücken-** Heilbuch

Mit Leichtigkeit
für immer
schmerzfrei

Das
15-Minuten-
Programm

herbig

Inhalt

Das **15-Minuten-Programm** auf einen Blick

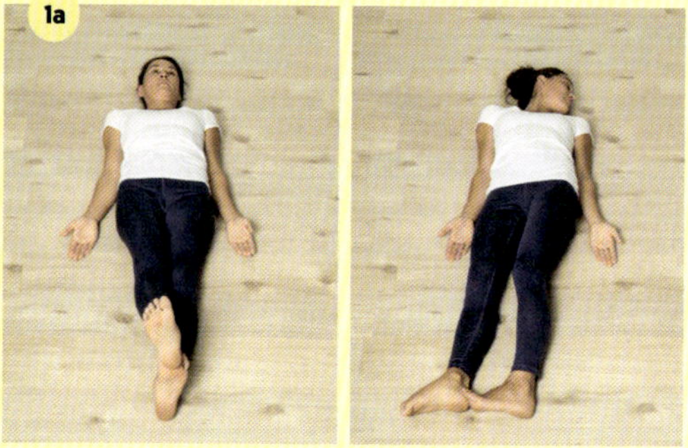

1. Übung: *Kopf nach links, Füße nach rechts*

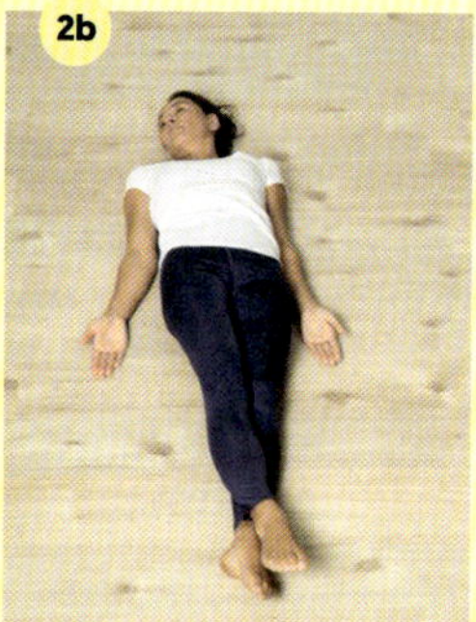

2. Übung Variante: *Kopf nach rechts, Füße nach links*

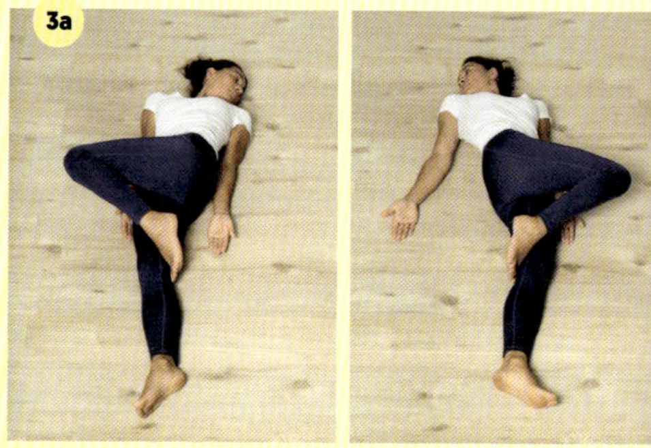

3. Übung: *Kopf nach links, rechtes Bein angewinkelt*

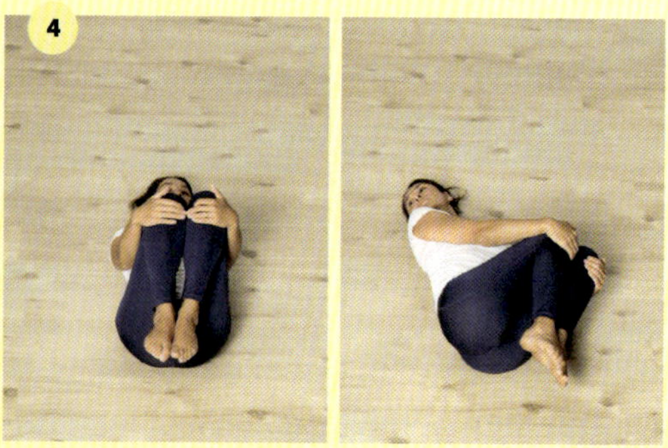

4. Übung: *Beide Beine angewinkelt*

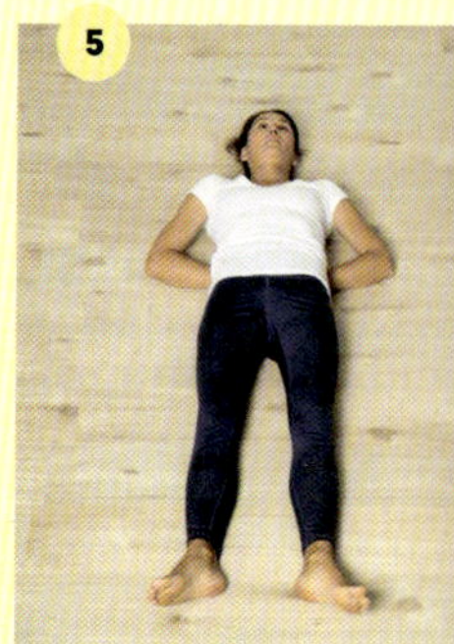

5. Übung: *Hände unter das Becken*

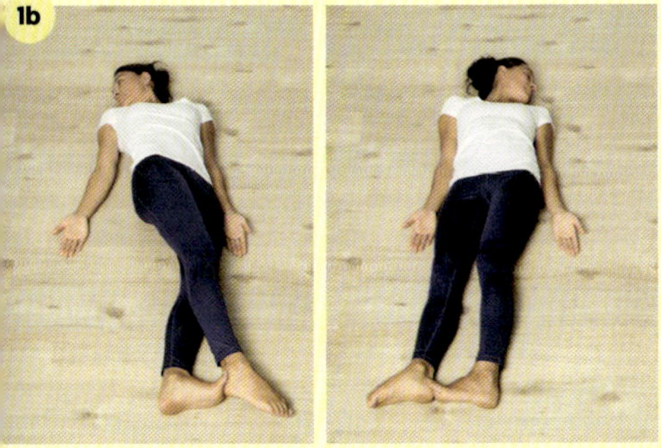

***Übung Variante:** Kopf nach rechts, Füße nach links*

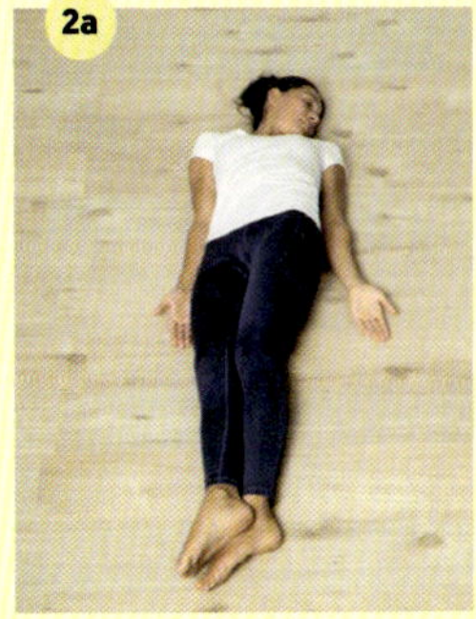

***2. Übung:** Kopf nach links, Füße nach rechts*

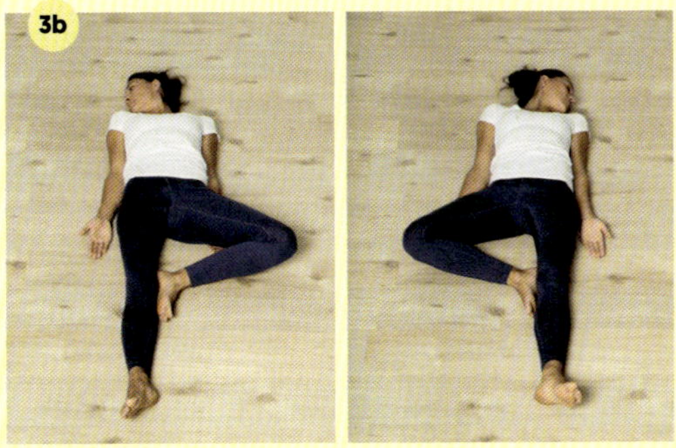

***3. Übung Variante:** Kopf nach rechts, linkes Bein angewinkelt*

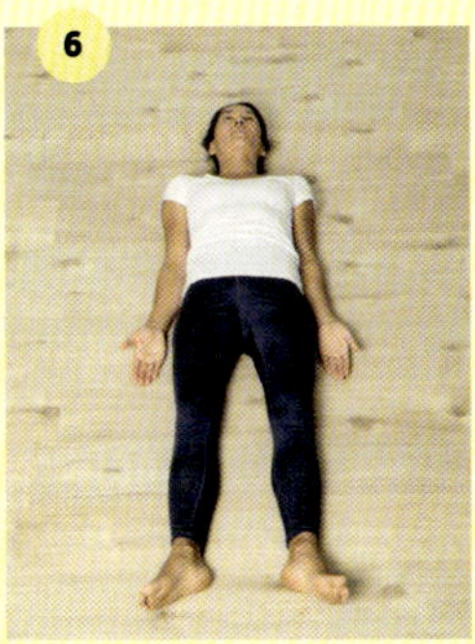

Entspannung

Das **15-Minuten-Programm** wird ergänzt durch:

- Tibetische Atemreinigungsübungen
- Vorbereitende Übungen
- 5 Rückenschwimmübungen
- Gesundheitstipps
- Ein tibetisches Mantra

Öffnen Sie sich für Ihre Heilung.

Wie diese **Übungen** zu mir kamen

Seit vielen Jahren werden in meinen Kursen von mir leichte, aber sehr wirkungsvolle Übungen zur Stärkung und Stabilisierung der Wirbelsäule angewandt. Sie lindern Verspannungen und Muskelschmerzen und sind dabei leicht durchzuführen. Diese Übungen lernte ich vor mehr als 40 Jahren in Indien kennen, wo ich auf einem Kongress der Heilerin Sree Chakravarti begegnete.

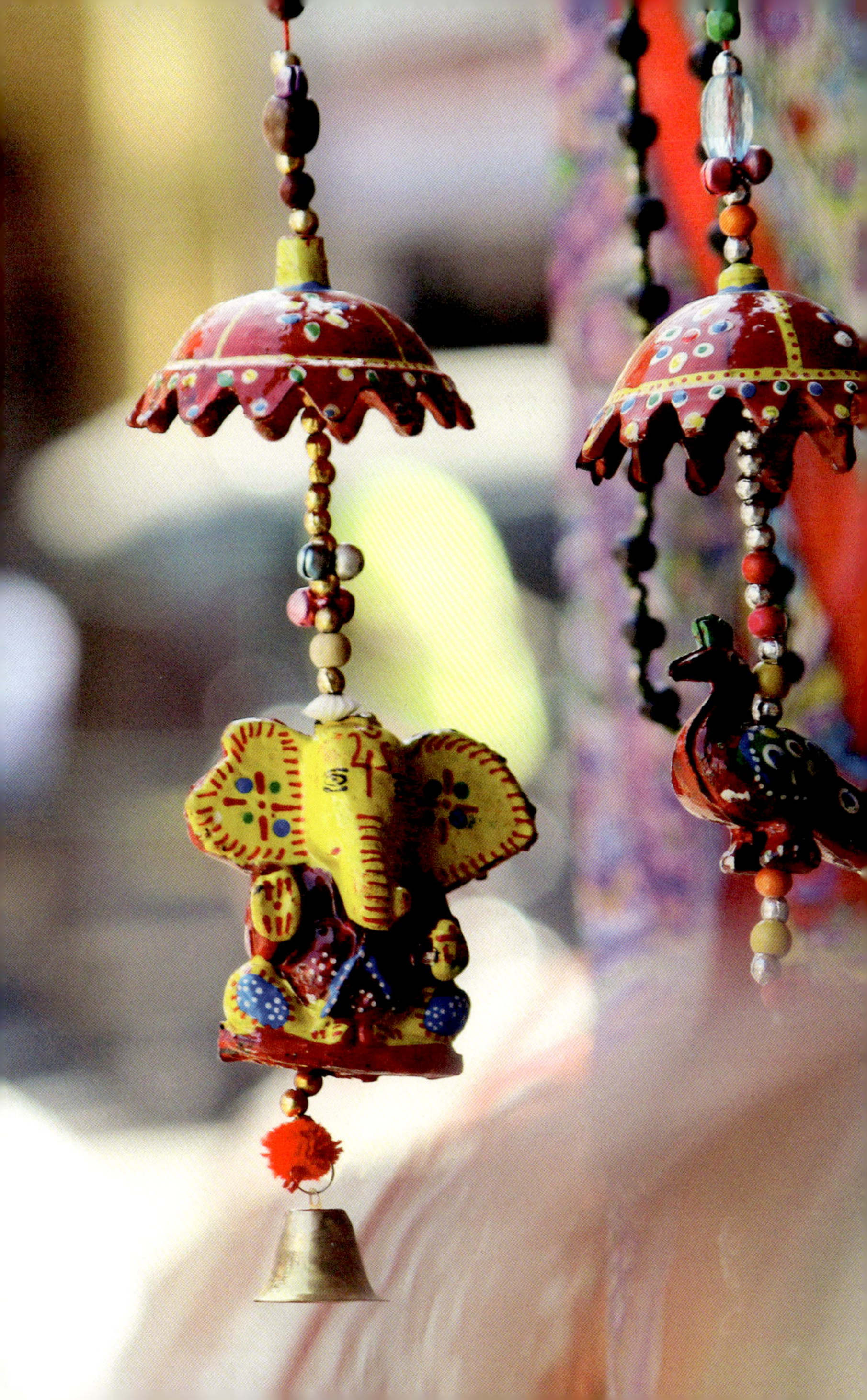

Das **Übungsprogramm**: Grundlagen

Meine Begegnung mit Sree Chakravarti in Indien

Ich reiste 1981 zum ersten Mal nach Indien zu einem Kongress der Gesellschaft für Transpersonale Psychologie. Ich hatte gehört, dass der Dalai Lama als Referent zugesagt hatte, und wollte durch seine Anregungen meine bisher rein auf Körper und Atem beschränkten Übungen durch geistige Übungen ergänzen.

Vor Ort musste ich jedoch erfahren, dass der Dalai Lama wegen Krankheit abgesagt hatte. Doch wieder einmal durfte ich erleben, dass es keinen Zufall gibt im Leben. Denn ich begegnete einer faszinierenden Frau, der indischen Heilerin Sree Chakravarti, die als Referentin ebenfalls zu dem Kongress eingeladen war. Durch ihre anmutige heitere Erscheinung und ihren Hang zum Lachen fühlte ich mich mit ihr sofort verwandt. (Lachen ist übrigens die beste Zwerchfellübung!)

Sie berichtete dort über jahrelange positive Heilerfahrungen bei Bandscheibenvorfall und zeigte für mich damals noch abstrus einfach erscheinende Übungen mit enormer Wirksamkeit. Von meiner Ausbildung als Yoga- und Gymnastiklehrerin her erschien es mir fast unglaubwürdig, dass das so einfach sein sollte! Ich hatte selbst schon mit Bandscheiben-Patienten gearbeitet und durch von mir im Wasser spielerisch entdeckte Rückenschwimmübungen Verbesserungen bewirkt.

Ich wollte deshalb unbedingt Sree Chakravarti näher kennenlernen, was mir auch gelang. Von der tatsächlichen Wirksamkeit der Übungen konnte ich mich in den Pausen der Workshops überzeugen, wo Sree Chakravarti von vielen indischen und ausländischen Patienten belagert wurde, die sie bereits kannten und die von ihr mit diesen Übungen geheilt worden waren. Sie lehrte mich diese Übungen, die ich seitdem in meinen Kursen sehr erfolgreich anwende.

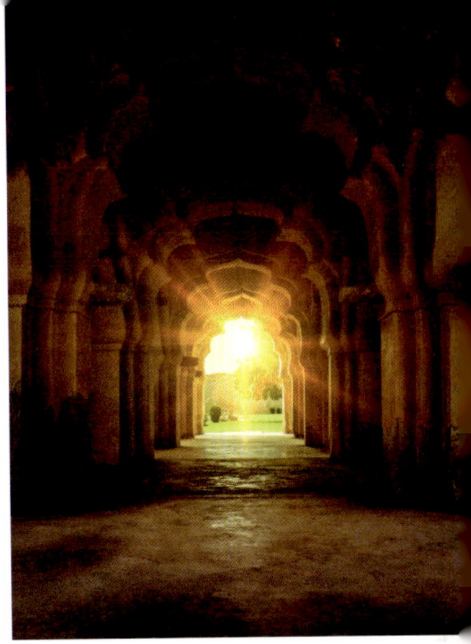

Die Wirksamkeit der Übungen konnte ich in Indien erleben.

Ein Beispiel, das für viele steht, möchte ich hier erwähnen. Ein Mann mit Bandscheibenvorfall kam zu mir, der operiert werden sollte. Er hatte von mir und meinen Übungen von seinem Arzt gehört, den ich bei einem Kongress kennengelernt hatte. Der Mann hatte ständig starke Schmerzen – nach einem sanften Übungsprogramm verbesserte sich sein Leiden bereits nach einer Woche, sodass er nicht mehr operiert werden musste.

Die Wirksamkeit dieser Übungen beschränkt sich jedoch nicht nur auf Bandscheibenvorfall, sondern ist bei jeder Art von Rückenbeschwerden wirksam. Durch die synchrone Gegendrehung und Dehnung der Wirbelsäule werden die Bandscheiben wieder auseinandergezogen und mit Flüssigkeit aufgefüllt. Dadurch verschwinden meist schon alle Schmerzen, und der gesamte Rückenbereich wird frei und geschmeidig.

Noch etwas anderes hat mich Sree gelehrt: Heilung und Gesundheit beginnen mit dem täglichen Trinken von heißem, abgekochtem Wasser – bereits vor dem Frühstück! Das war anfangs auch ungewohnt für mich, doch inzwischen ist es mir wichtig geworden, den Tag damit zu beginnen.

Der Ablauf des **Übungsprogramms**

Das 15-Minuten-Programm

All diese gesammelten Erfahrungen haben mich dazu bewogen, dieses Buch zu schreiben. Ich habe ein komplettes Programm mit allen Aspekten zusammengestellt, wesentlich ist jedoch, dass Sie täglich das 15-Minuten-Programm üben. Ideal wäre, wenn Sie morgens noch vor dem Frühstück drei Tassen heißes Wasser trinken. Anschließend sollten Sie mit den hier vorgestellten tibetischen Atemübungen beginnen. Diese bringen Ihren Geist und Ihren Körper in Harmonie und verbessern dabei auch noch die Übungsqualität.

Das zentrale Kernstück sind die fünf Wirbelsäulenübungen, die Sie wirklich täglich durchführen müssen, um Erfolg zu haben. Die Zahl der Wiederholungen ist abhängig von Ihrer Tageskondition und der Zeit, die Sie haben, unabhängig vom Alter, in dem Sie diese Übungen durchführen. Wie wir wissen, haben bereits achtzig Prozent der Schulanfänger Rückenbeschwerden, und dies nimmt auch im Golden-Age-Alter (nach fünfundsechzig) nicht ab! Doch auch im Golden-Age-Alter kann jeder Muskel bzw. jede Sehne noch fünf Zentimeter verlängert werden. Also keine Müdigkeit vorschützen!

Das Rückenschwimmen sollten Sie bei akuten Beschwerden mindestens zwei Mal pro Woche durchführen, ansonsten dient es als äußerst bewährte Ergänzung.

Die vorbereitenden Übungen

Die vorbereitenden Übungen, die ich den fünf zentralen Wirbelsäulenübungen hier voranstelle, sind ebenfalls als eine wichtige und sinnvolle Ergänzung zu Ihrem täglichen Übungsprogramm gedacht. Sie sollten täglich möglichst 1 bis 3 dieser Übungen durchführen, je nachdem, wie viel Zeit Sie zusätzlich dafür zur Verfügung haben. Das korrekte Ausführen weniger Übungen ist immer sinnvoller, als wenn Sie unter Zeitdruck versuchen, alle vorbereitenden Übungen jeden Tag zu machen. Weniger ist mehr!

Mit einer gelassenen Grundeinstellung, und wenn Sie täglich üben, werden Sie sehr schnell eine Verbesserung Ihrer Beweglichkeit und eine Linderung Ihrer Schmerzen bemerken.

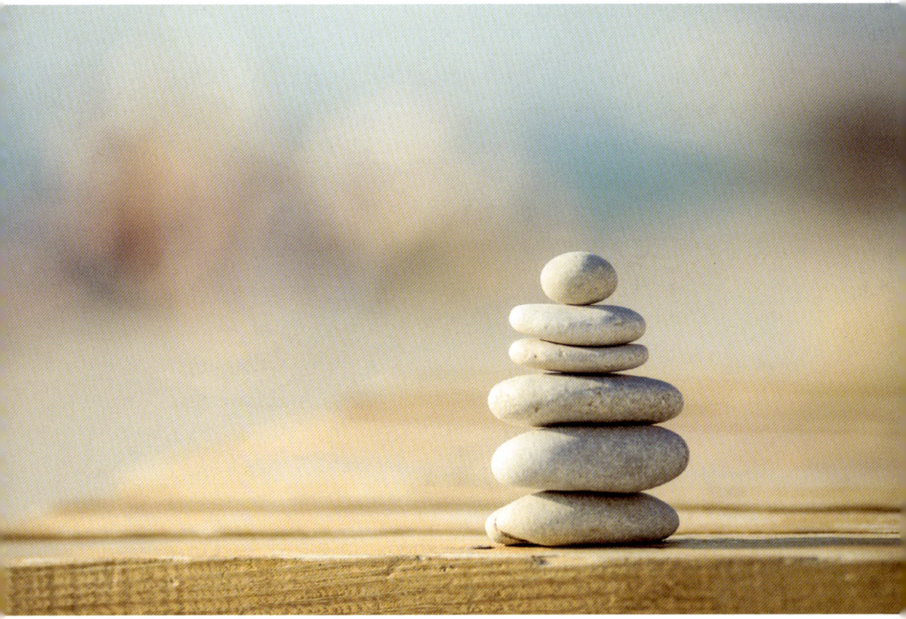

Die Ursachen für Rückenschmerzen sind überaus vielschichtig und können nicht nur körperliche, sondern auch ernsthafte seelische Ursachen haben. Auch diesem Thema ist ein Kapitel in diesem Buch gewidmet. Ich möchte Ihnen vorschlagen, die vorbereitenden Übungen zunächst alle auszuprobieren und dann diejenigen Übungen auszuwählen, die Ihnen am meisten Spaß machen. Denn nur das, was man gerne und mit Begeisterung tut, ist auf lange Sicht auch gut für Körper, Geist und Seele. Aber auch schwierige Übungen sollten Sie dann und wann in Ihr Programm aufnehmen. Je öfter man auch ungeliebte Übungen ausführt, desto leichter werden Sie mit der Zeit – und Sie erweitern so Ihr Übungsportfolio!

Bitte achten Sie immer darauf, vor Beginn der Übungen aus der Anspannung herauszukommen. Achten Sie immer auf Ihren Atem, der ganz synchron mit Ihrer Bewegung verlaufen sollte. Niemals die Luft anhalten – dies sollte für Sie immer ein Zeichen sein, innezuhalten, durchzuatmen, zu lächeln und sich wieder neu mit Ihrem Atem und der Bewegung zu verbinden. So verhindern Sie, dass es zu Blockaden kommt.

Das Mantra am Schluss dieses Buches ist zeitunabhängig und kann morgens, mittags, sogar im Traum und beim Schlafen weiterhelfen.

Nun wünsche ich Ihnen viel Freude und Spaß und vor allen Dingen viel Erfolg mit diesem Programm. Ich weiß, dass Ihnen die Übungen helfen werden.

Ein Gedanke kann die Welt bewegen

Vergessen Sie jedoch bei allem Üben nicht, dass die Lasten, die Sie tragen, sich in Ihrem Rücken widerspiegeln und Ihre geistige Einstellung auch während der Übungen von ungeheurer Bedeutung ist. Bedenken Sie, dass Ihr jetziger Zustand eine Folge von fehlerhafter Haltung ist und Sie sich ein neues Haltungsmuster erarbeiten wollen. Ein Gedanke kann die Welt bewegen. Eine heitere und gelassene Einstellung zu Ihrem täglichen Übungsprogramm ist ein wesentlicher Beitrag für Ihre Gesundung.

So gelingt das **Üben**

Sie können selbst sehr viel dafür tun, dass das Üben gelingt. Die wichtigsten Punkte habe ich hier zusammengefasst:

- Die Übungen lassen sich zu jeder Tageszeit durchführen, ich empfehle jedoch aus eigener Erfahrung, sich gleich morgens Zeit zum Üben zu nehmen. So können Sie den ganzen Tag stolz darauf sein, bereits morgens etwas geschafft zu haben!
- Ihr tägliches Übungsprogramm sollte mindestens 5 bis 25 Minuten umfassen. Achten Sie darauf, wirklich regelmäßig, am besten jeden Tag, zu üben.
- Lächeln Sie möglichst oft – Sie werden sehen, dass Ihre Heiterkeit auf Sie zurückstrahlt und Ihre innere Einstellung sich ins Positive verändert und so zu Ihrer Heilung beiträgt.
- Üben Sie so viel wie möglich in einem gut durchlüfteten Raum oder im Freien.
- Tragen Sie beim Üben möglichst bequeme, locker fallende Kleidung aus atmungsaktiven Fasern.
- Ihre Bewegungen sollten stets mit Ihrem Atem verbunden bleiben, und Sie sollten möglichst bei den Übungen nicht die Luft anhalten – so vermeiden Sie Blockaden, die kontraproduktiv für Ihre Heilung sind.
- Machen Sie sich immer wieder im Alltag Ihre Körperhaltung und Ihre Bewegungen bewusst und achten Sie immer auf Ihren Atem. Das kann an der Supermarktkasse sein, beim Kochen, beim Zähneputzen oder im Gespräch mit Kollegen am Arbeitsplatz.

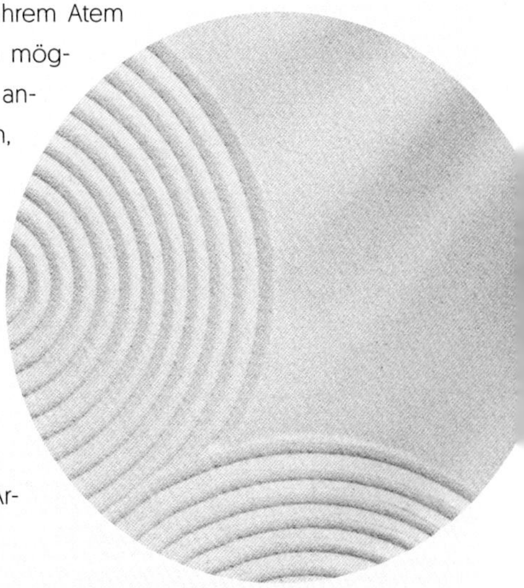

Der Atem als Träger jeglicher **Bewegung**

Unser Atem ist die Grundlage all unserer Bewegungen. Er ist das einzige Transportmittel, mit dem man bewusst arbeiten kann, um eine verbesserte Beweglichkeit und Dehnfähigkeit herbeizuführen, die letztendlich zu Schmerzfreiheit führen.

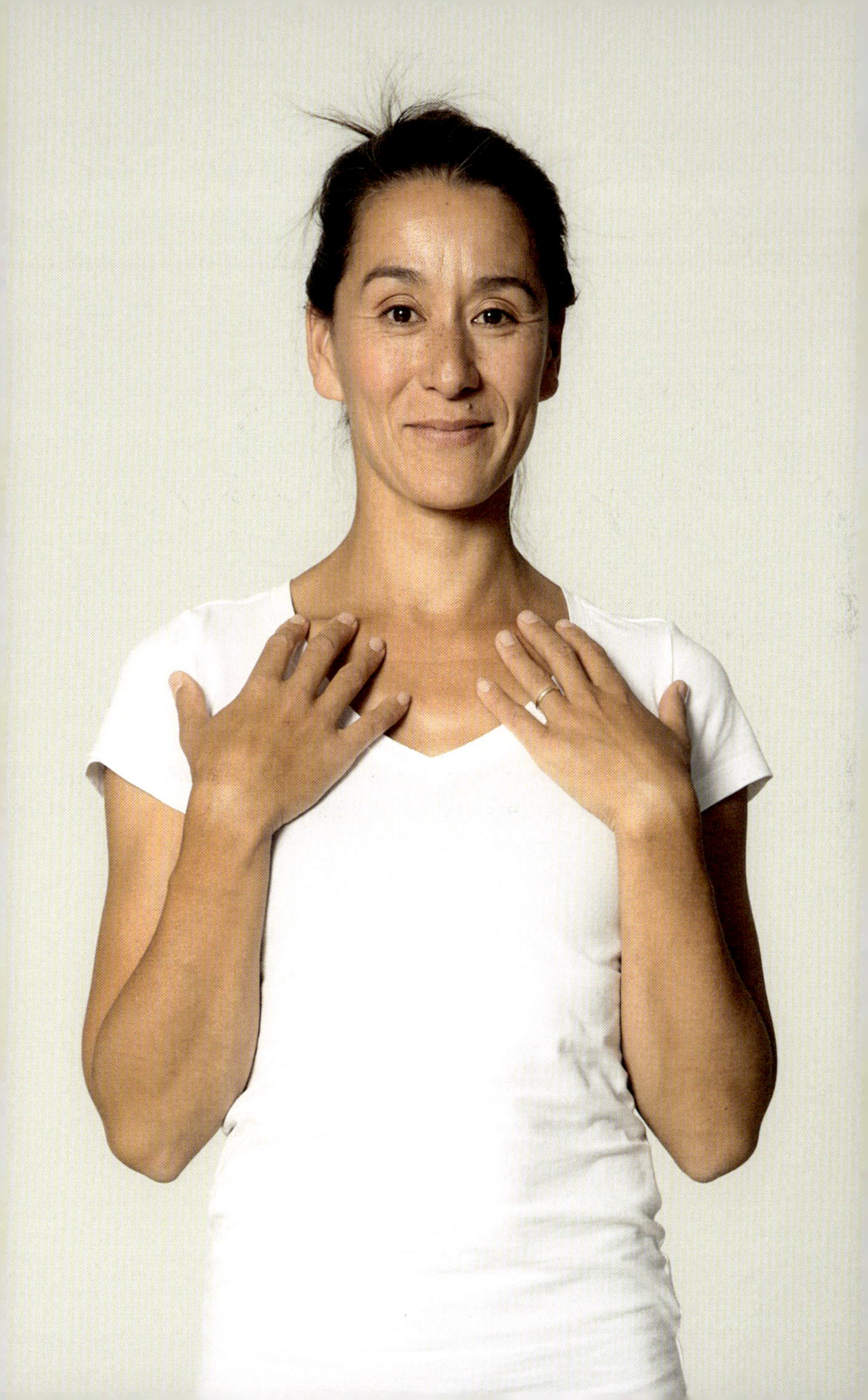

Der **Atemdruckwelle** nachspüren

Der Raum weitet sich

Die Atembewegung sollten Sie daher immer synchron mit der Bewegung ausführen und niemals die Luft anhalten, während Sie üben. Bitte machen Sie sich bewusst: Der Atem richtet sich immer nach der Bewegung, und die Bewegung richtet sich immer nach dem Atem.

Atmen Sie immer so ruhig wie möglich durch die Nase ein und aus und spüren Sie Ihrer Atemdruckwelle nach, indem Sie beim Einatmen aus dem tiefen Beckenboden langsam nach oben über den Brustkorbraum und darüber hinaus bis zu den Schlüsselbeinen die Bewegung wahrnehmen. Beim Einatem weitet sich der Raum vom Beckenboden über Brustkorb und Schlüsselbein wie ein Ballon, während sich die Bewegung beim Ausatem vom Schlüsselbein über den Brustkorb zum Beckenboden leicht nach innen wölbt. Die folgende Übung kann Ihnen dabei helfen.

So üben Sie die richtige Atmung

- Legen Sie sich auf einer Matte oder Decke auf den Rücken, beide Arme liegen ab der Schulter mit dem Ellbogen und dem Handgelenk ganz auf dem Boden auf, die Handflächen zeigen zur Decke. Entspannen Sie sich und lassen Sie das Becken sinken.
- Auch Ihr Kopf sollte mit Hinterhauptbein und Hinterkopf den Boden berühren.

- Sollte dies nicht möglich sein durch die zu große Krümmung der Halswirbelsäule, legen Sie anfangs ein Kissen unter und dehnen Sie langsam immer mehr Ihre Halswirbelsäule.
- Winkeln Sie nun Ihre Beine ab, die Füße stehen parallel und so nah wie möglich am Po. Beide Gesäßmuskeln berühren den Boden, das Becken liegt gut auf dem Boden auf.
- Drücken Sie Ihr Becken auf die Matte. Das Becken mit der gesamten Lendenwirbelsäule sollte nun den Boden berühren.
- Auch der Brustraum berührt den Boden. Sie spüren ein Gefühl der Schwere, das entspannend wirkt. Lösen Sie besonders den Raum zwischen erster und zweiter Rippe.
- Legen Sie beide Hände auf den Unterbauch und versuchen Sie, sich Ihres unteren Atemraums bewusst zu werden.
- Atmen Sie langsam und ruhig nur durch die Nase ein und aus. Versuchen Sie, anfangs den Ein- und Ausatem gleich lang durchzuführen. Danach versuchen Sie, Ihren Ausatem doppelt, 3-fach bis 10-fach bis unendlich lange auszudehnen.

Unsere Atemräume

Gerne beschreibe ich den Atem als Atemdruckwelle in drei Räumen, die sich durch gezielte Übungen ansteuern und erfahren lassen: Unterer Atemraum, Brustkorbraum und der obere Raum. Mit den folgenden Übungen lassen sich die Atemräume erfahren:

- Sie liegen auf dem Rücken, Beine hüftbreit aufgestellt. Es entsteht ein rechter Winkel zwischen Oberschenkel und Rücken, Ihre Lendenwirbelsäule liegt auf dem Boden auf.
- Nehmen Sie sich viel Ruhe und Zeit.
- Spüren Sie der Schwere in Ihrem Körper nach.

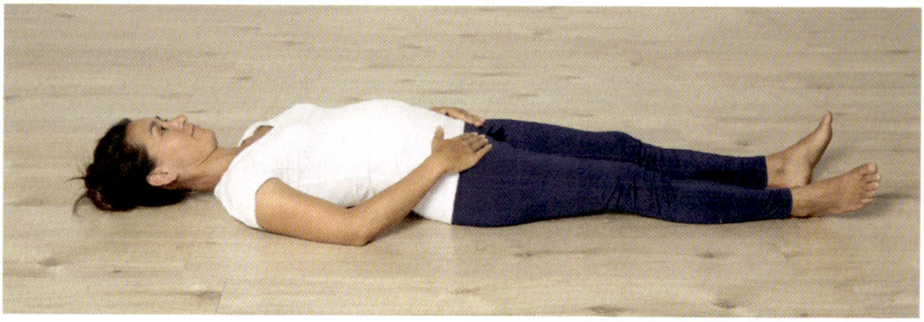

Unterer Atemraum

- Legen Sie beide Hände auf Ihren Unterbauch und spüren Sie von der Unterseite Ihrer Hände in Ihren Beckenraum hinein und von Ihrer Bauchdecke zu den Händen. Ihre gesamte Aufmerksamkeit richtet sich auf den unteren Beckenraum. Nehmen Sie wahr, wie Ihre »Atemdruckwelle« im unteren Beckenraum kreist.
- Während des Einatmens hebt sich die Bauchdecke bis über die Leiste hinaus wahrnehmbar. Während des Ausatmens senkt sie sich.
- Atmen Sie mindestens 9× tief, ruhig und gelöst durch die Nase ein und aus.

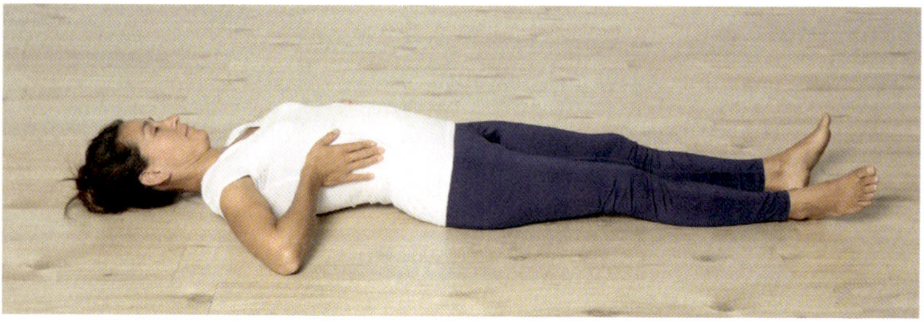

Mittlerer Atemraum

- Legen Sie beide Hände seitlich an Ihren Brustkorb bzw. an die Rippen und spüren Sie, wie sich auch hier der Brustkorb beim Einatem weitet und dehnt und sich beim Ausatem leicht nach unten, innen senkt.

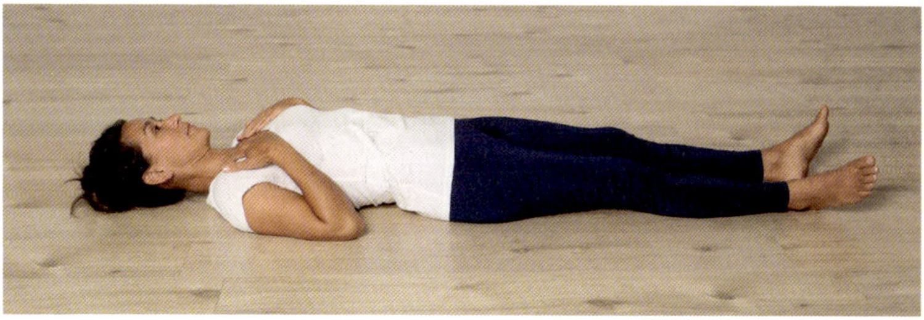

Oberer Atemraum

- Legen Sie Ihre Fingerkuppen auf das Schlüsselbein und atmen Sie langsam ein und aus. Sie spüren, wie sich Ihre »Atemdruckwelle« vom Beckenboden über den Brustkorb bis hin zu Ihren Schlüsselbeinen in Ihrem Atemrhythmus sanft bewegt.
- Beim Einatmen werden die Schlüsselbeine leicht angehoben, und beim Ausatmen sinken sie. Der gesamte Oberkörper schwingt in Ihrem Atemrhythmus.

Werden Sie sich anfangs Ihrer drei Atemräume bewusst und lassen Sie diese nach einiger Zeit in einen großen Raum verschmelzen. Vielen hilft auch die Vorstellung eines Balls oder Ballons, der aus der Tiefe des Beckenbodens beim Einatmen langsam über den Brustkorb nach oben aufsteigt und sich beim Ausatmen langsam von oben über die Seiten nach unten bewegt. Diese Übung der Konzentration auf den Atem und ihre Räume können Sie so oft wie möglich durchführen, auch schon beim Aufwachen im Bett.

ATEMANSATZ = BEWEGUNGSANSATZ
BEWEGUNGSANSATZ = ATEMANSATZ

Tibetische Atemreinigungsübungen

Atem ist Leben. Prana ist Atem. Lebensenergie und Atem bestimmen unsere Lebensqualität. Der Atem ist das einfachste Mittel, dessen wir uns mit Bewusstheit bedienen können, um unsere alten Bewegungsmuster und Handlungsmuster abzulegen. Wenn Bewegung und Atem zusammenkommen, kommt es zu keinen Verspannungen, und die Energie bleibt erhalten und wird vermehrt.

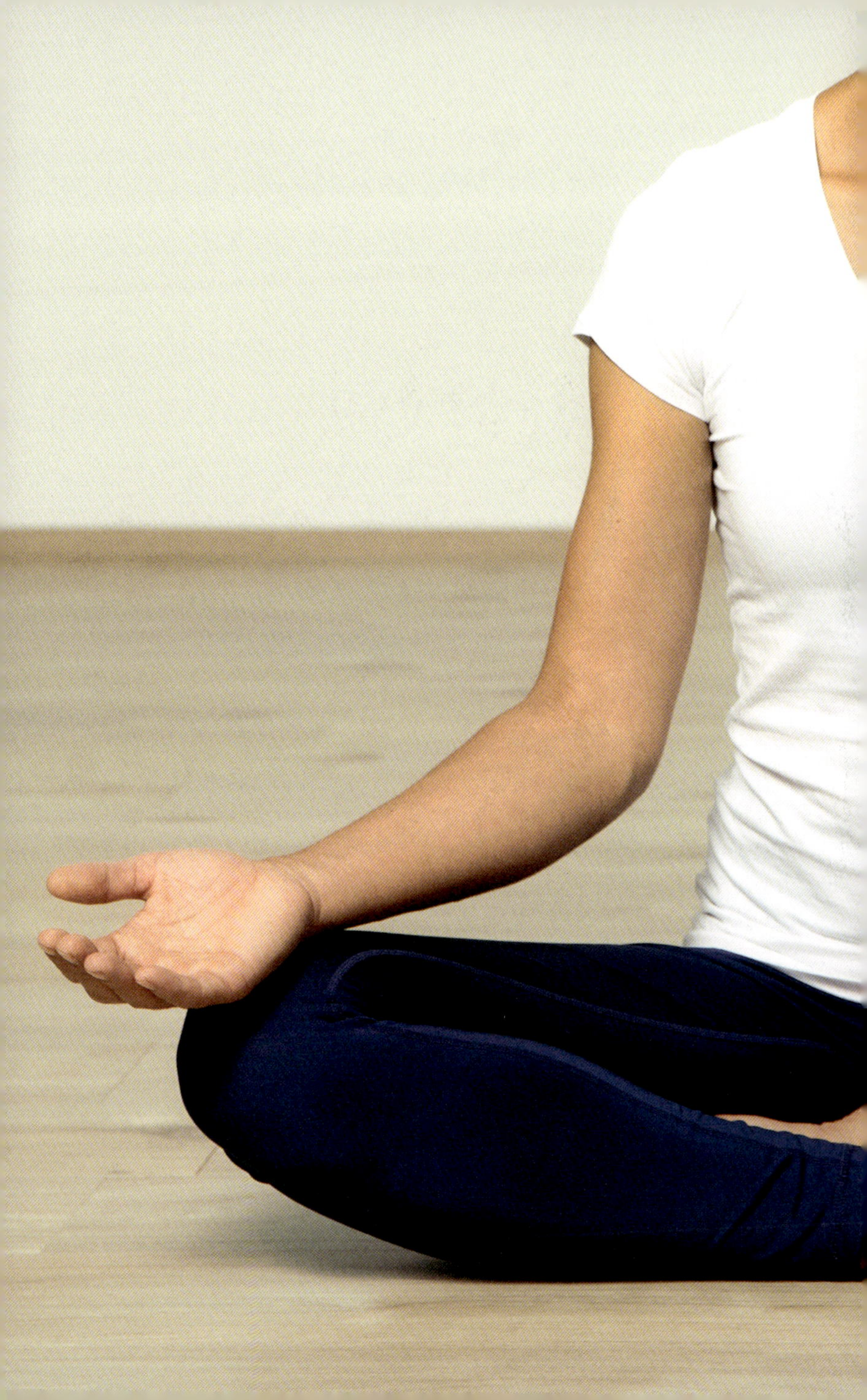

Diese **Atemübungen** verbessern die Praxis

Gedanken werden frei

Die nun folgenden Atemübungen wurden mir von S. H. Drikung Kyabgon Chetsang aus Tibet, Kloster Drikung THEL in der Nähe von Lhasa, während einer Sommermeditation vermittelt. Ich habe sie daraufhin bei einem zweiwöchigen Retreat in Almora in einem Kloster (das Haus des englischen Tibetologen Evans Wentz, der dieses dem deutschen Lama Anagarika Govinda schenkte) in Nordindien praktiziert, von wo aus man die Schneeberge des Himalaja sehen kann. Durch das tägliche Durchführen dieser Atemübungen verbessert sich jede nachfolgende Praxis. Sie erreichen Ruhe, Heiterkeit und Gelassenheit, und die Konzentrationsfähigkeit wird erhöht. Dies sind die besten Voraussetzungen für ein Sich-Wohlfühlen, Gesundwerden, Gesunden. Gedanken werden frei.

Die nun folgenden Atemreinigungsübungen beinhalten drei verschiedene Einatem- und Ausatemübungen von jedem Nasenflügel. Zunächst von jedem Nasenflügel separat und dann mit beiden Nasenflügeln zusammen. Die erste Ausatmung ist stark und lang, die zweite stark und kurz und die dritte sanft und ruhig, ohne jegliche Kraft. Bitte achten Sie darauf, beim ersten und zweiten starken Ausatmen nicht auf einmal auszuatmen, sondern gezügelt freizugeben. Das Ausatmen beginnt langsam, sanft, schwillt stark an und endet wieder sanft. Durch diese Art der Ausatmung trennen wir uns von Blockaden, und die subtilen, feinen Kanäle in uns werden geöffnet. Wenn möglich, können Sie obendrein noch die Handgelenke drehen, das verstärkt den Effekt noch zusätzlich.

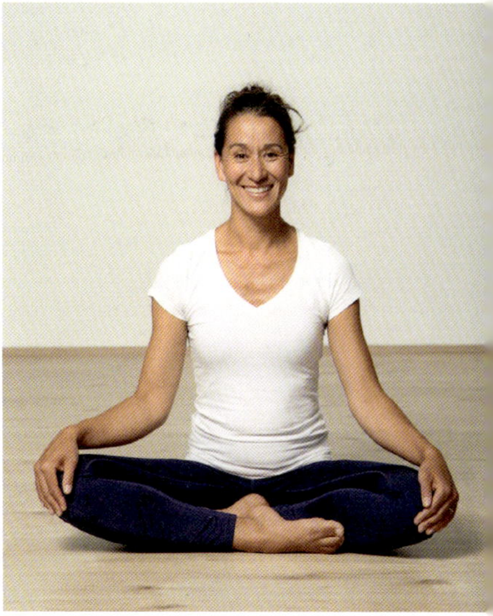

Zur Vorbereitung setzen Sie sich aufrecht auf den Boden und spüren in sich hinein.

Die Ausgangsposition

Setzen Sie sich nun aufrecht auf einen Stuhl, die Füße dabei parallel hüftbreit auseinander, die Fußsohlen sollten unbedingt guten Kontakt zum Boden haben. Die Abbildungen dieses Buchs zeigen die jeweiligen Übungen im Yogasitz, den jedoch die meisten Menschen im Westen nur nach langer Übungszeit einnehmen können. Nachdem jedoch der Weg dahin das Ziel ist, wollen wir dieses auch zeigen.

Fühlen Sie die große Zehe und die Ferse, die gut auf dem Boden aufliegen. Ergreifen Sie mit allen Zehen dreimal den Boden. (Es öffnet Ihren Nierenpunkt. Kranke Energie kann abfließen, und gesunde Erdenergie nährt Ihre Meridioenergie). Entspannen Sie den Bereich zwischen beiden Knöcheln. Entspannen Sie die Knie. Entspannen Sie die Leiste. Atmen Sie sanft, ruhig und regelmäßig ein und aus. Spüren Sie beim Sitzen Ihre beiden Sitzknochen. Pendeln Sie Ihre Wirbelsäule langsam in Ihre Mitte ein. Entspannen Sie den gesamten Bauch-, Brust- und Schulterbereich. Die Hände liegen auf den Knien. Entspannen Sie den Nacken. Ziehen Sie das Kinn leicht an. Entspannen Sie zwischen beiden Augenbrauen. Senken Sie die Lider (entspannt den gesamten Kopfbereich). Heben Sie leicht die Mundwinkel nach oben (entspannt den gesamten Brustbereich).

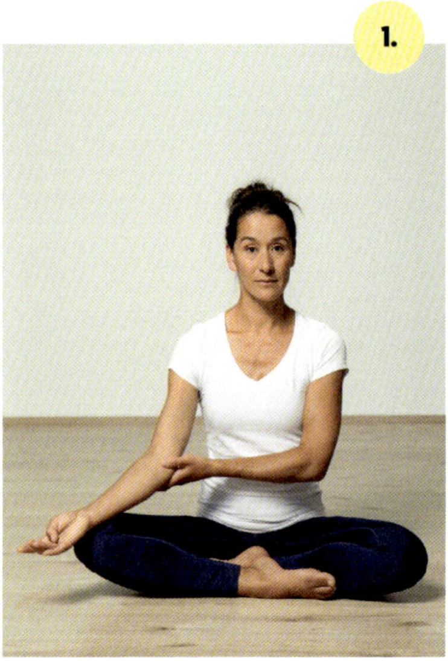

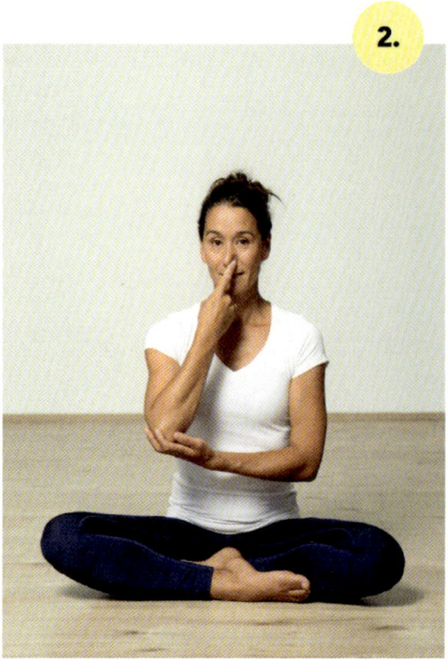

Erstes Setting

- Nehmen Sie die rechte Hand unter Ihren linken Ellbogen. Verschließen Sie mit dem Daumen den Ringfinger Ihrer linken Hand (störende Energie kann so nicht eintreten). **(1)**
- Blockieren Sie mit dem linken Zeigefinger von unten das rechte Nasenloch. Atmen Sie sanft und ruhig durch das linke Nasenloch ein, halten Sie die Luft an, blockieren Sie nun mit dem linken Zeigefinger das linke Nasenloch und atmen Sie stark, kräftig und lang aus. **(2)** Dabei drehen Sie die Hand 2× nach innen und beim Wechsel 2× nach außen. Üben Sie anfangs ruhig ohne die Drehung, da die Koordination sich als äußerst schwierig gezeigt hat.
- Blockieren Sie mit dem linken Zeigefinger von unten das rechte Nasenloch. Atmen Sie sanft und ruhig durch das linke Nasenloch ein, halten Sie die Luft an, blockieren Sie nun mit dem linken Zeigefinger das linke Nasenloch und atmen Sie stark, kräftig und kurz aus.

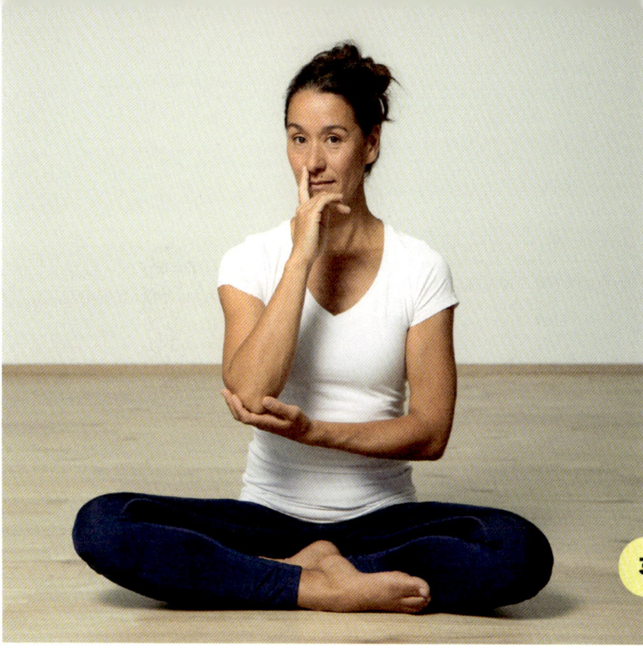

3.

- Blockieren Sie mit dem linken Zeigefinger von unten das rechte Nasenloch. Atmen Sie sanft und ruhig durch das linke Nasenloch ein, halten Sie die Luft an, blockieren Sie nun mit dem linken Zeigefinger das linke Nasenloch und atmen Sie langsam, ruhig, sanft und möglichst unhörbar aus. **(3)**
- Drehen Sie Ihre Hand wenn möglich 2× nach innen und beim Wechsel 2× nach außen.

Zweites Setting

- Nehmen Sie die linke Hand unter Ihren rechten Ellbogen, verschließen Sie mit dem Daumen den Ringfinger Ihrer rechten Hand (störende Energie kann so nicht eintreten).
- Blockieren Sie mit dem rechten Zeigefinger von unten das linke Nasenloch. Atmen Sie sanft und ruhig durch das rechte Nasenloch ein, halten Sie die Luft an, blockieren Sie nun mit dem rechten Zeigefinger das

4.

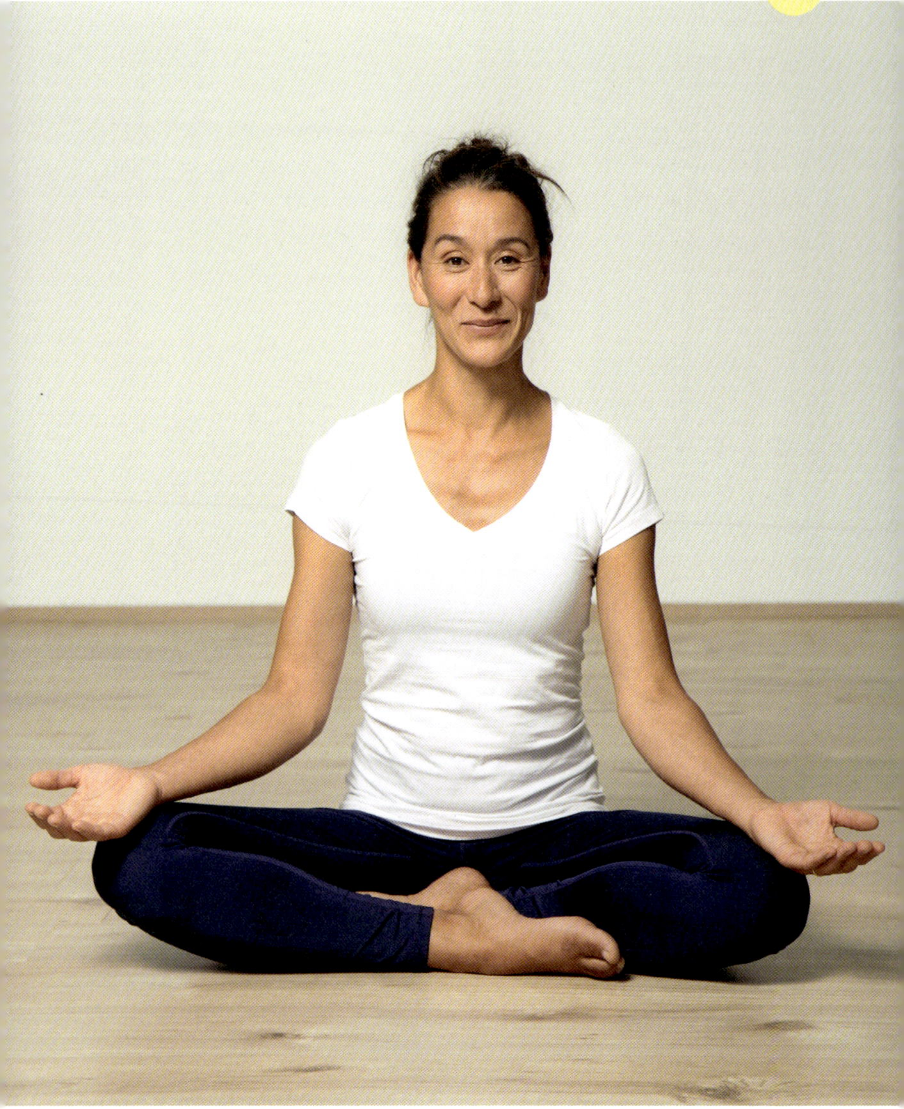

rechte Nasenloch und atmen Sie stark, kräftig und lang aus. Drehen Sie Ihre Hand wenn möglich 2× nach innen und beim Wechsel 2× nach außen.

- Blockieren Sie mit dem rechten Zeigefinger von unten das linke Nasenloch. Atmen Sie sanft und ruhig durch das rechte Nasenloch ein, halten Sie die Luft an, blockieren Sie nun mit dem rechten Zeigefinger das rechte Nasenloch und atmen Sie stark, kräftig und kurz aus.
- Blockieren Sie mit dem rechten Zeigefinger von unten das linke Nasenloch. Atmen Sie sanft und ruhig durch das rechte Nasenloch ein, halten Sie die Luft an, blockieren Sie nun mit dem rechten Zeigefinger das rechte Nasenloch und atmen Sie langsam, ruhig, sanft und möglichst unhörbar aus.
- Drehen Sie Ihre Hand wenn möglich 2× nach innen und beim Wechsel 2× nach außen. Dies erfordert vermutlich etwas Übung, ist aber hilfreich, da die Drehung des Handgelenks die subtilen Energiebahnen feinstofflicher Natur öffnet.

Drittes Setting

- Beide Hände liegen auf den Knien. **(4)**
- Atmen Sie nun durch beide Nasenflügel langsam und tief ein. Halten Sie die Luft kurz an und atmen Sie stark, kräftig und lang aus.
- Atmen Sie nun durch beide Nasenflügel langsam und tief ein. Halten Sie die Luft kurz an und atmen Sie stark, kräftig und kurz aus.
- Atmen Sie nun durch beide Nasenflügel langsam und tief ein. Halten Sie die Luft kurz an und atmen Sie langsam, ruhig, sanft und möglichst unhörbar aus.

Wiederholen Sie das Ganze mindestens zweimal.

Unsere **Wirbelsäule**

In der Regel schenken wir unserer Wirbelsäule erst wenn der Rücken schmerzt und wir unter steifen Muskeln oder Verspann-ungen leiden, die Aufmerksamkeit, die sie eigentlich braucht. Im Alltag vergessen wir meist, auf unseren Rücken zu achten: Wir sitzen insgesamt zu lange und leider auch nicht aufrecht und bewegen uns viel zu wenig.

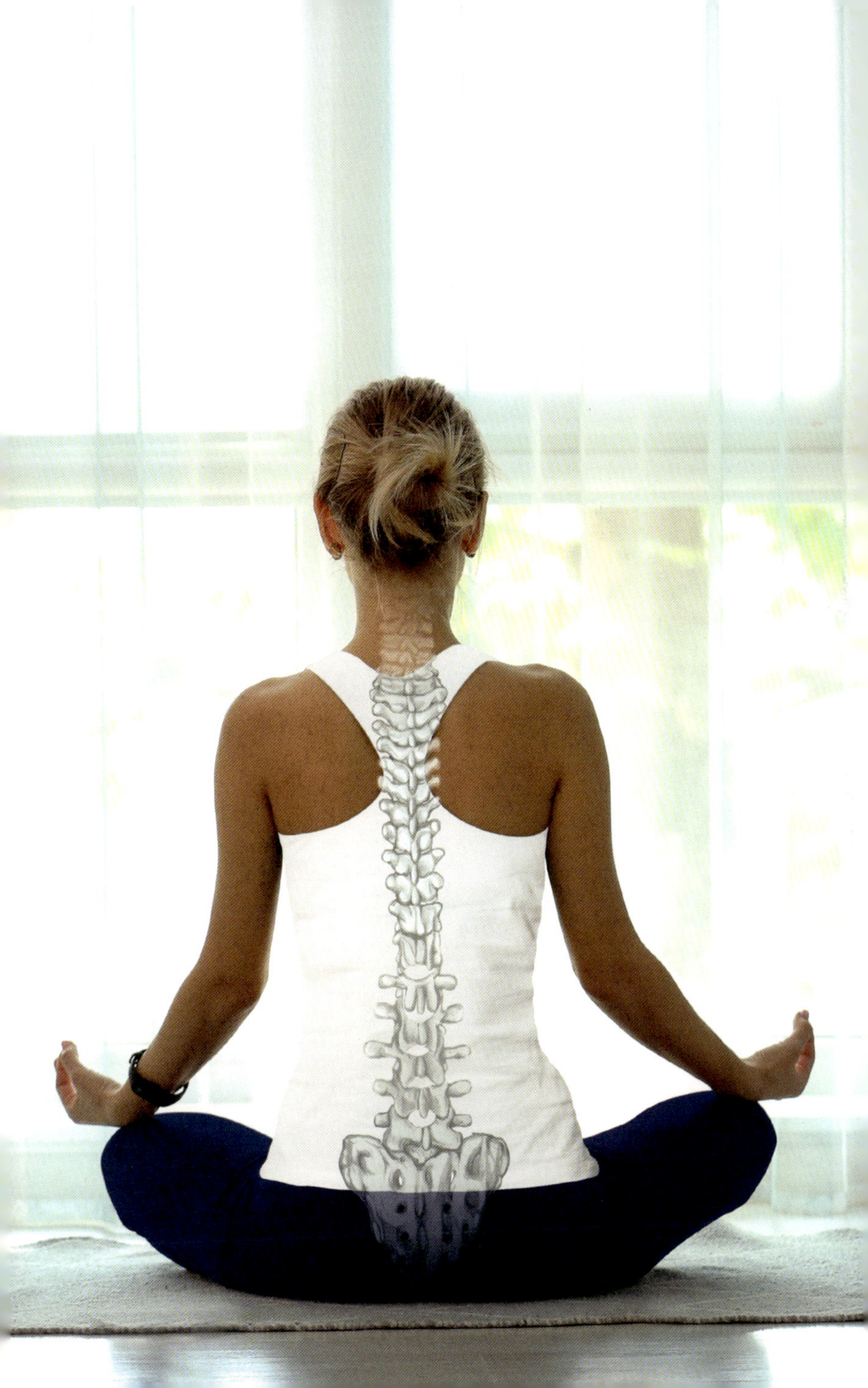

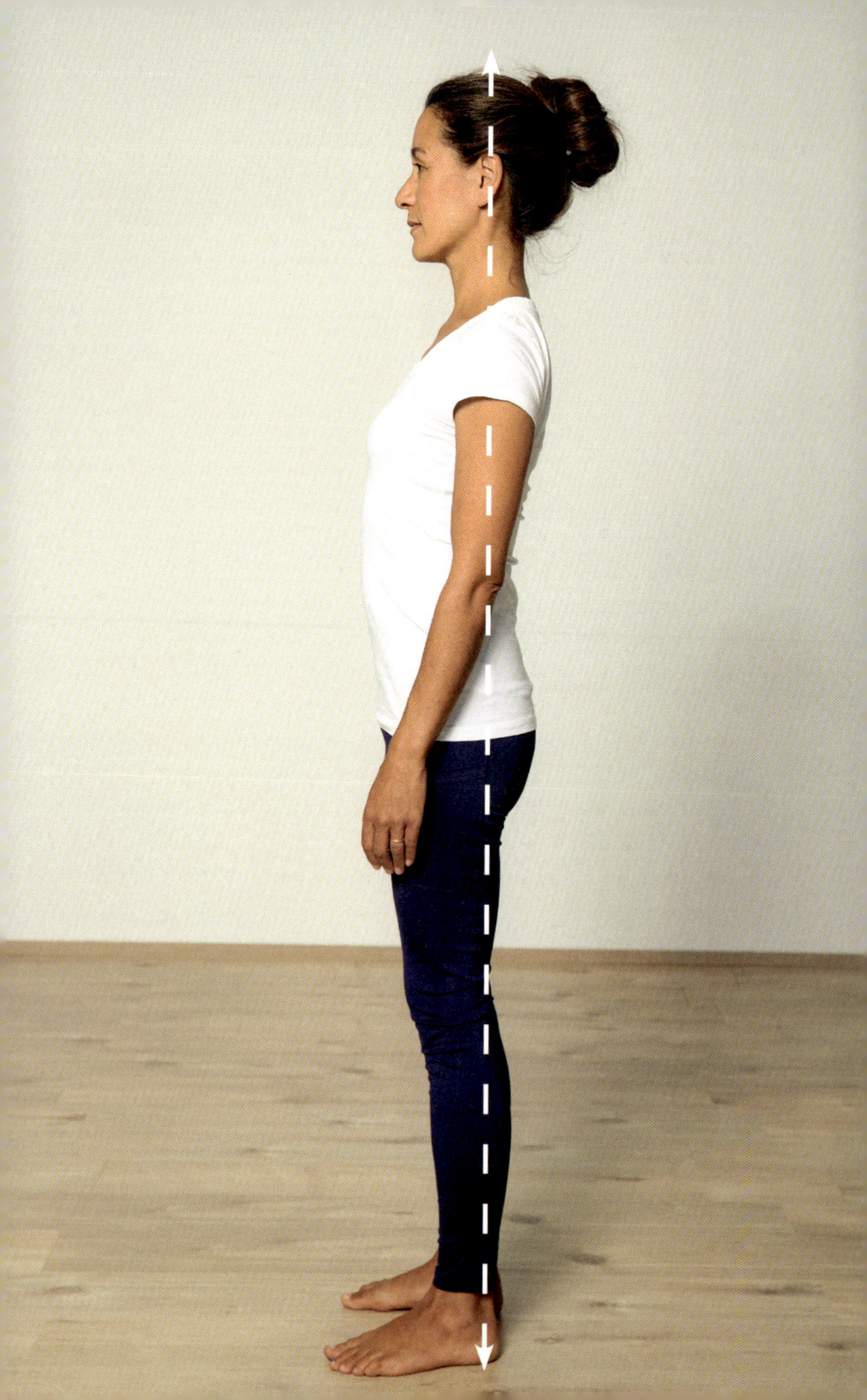

Wirbelsäulen-Basiswissen

Rückenbeschwerden sind vielseitig

Zu wenig Bewegung oder falsche, einseitige Bewegung oder Belastung können zu einer schwachen Rumpfmuskulatur führen. Falsches Training sowie psychische Belastungen im Beruf oder im familiären Umfeld tun ihr Übriges. Schmerzen, ausgelöst durch Muskelschwäche und muskuläre Dysbalancen, sind oft die Folge. Und ist der Schmerz erst da, suchen wir schnelle Linderung und behandeln die Symptome, anstatt nach den Ursachen des Schmerzes zu suchen und diese zu beseitigen. Und es gibt auch seelisch-geistige Gründe für Rückenschmerzen – und einen ganzheitlichen Weg, diese zu überwinden und im besten Fall Schmerzen von Grund auf vorzubeugen. Mithilfe unserer Gedankenkraft, die jeder von uns besitzt, können wir negative Emotionen umwandeln, verändern und überwinden. Es liegt alleine an Ihnen, sich neu zu öffnen und Freude und Dankbarkeit wieder in Ihr Leben zu lassen. Ersetzen Sie also nach und nach Ihre alten Denkmuster, nach denen Sie Ihre Rückenschmerzen »geerbt« haben, und übernehmen Sie wieder die Verantwortung für Ihren Körper. Finden Sie durch eine positive geistige Einstellung zu Ihrer seelischen und körperlichen Mitte und machen Sie sich Ihre Stärken – und auch Ihre Schwächen bewusst und nehmen Sie diese an. Die Übungen in diesem Buch können Ihnen dabei helfen, gestaute blockierte Energie ins Fließen zu bringen und wieder zu sich selbst zu finden.

Stabil und **beweglich**

So ist die Wirbelsäule aufgebaut

Da Rückenbeschwerden so häufig auftreten und so vielseitig sein können, hier ein kurzer Überblick zu Aufbau und Funktion unserer Wirbelsäule. Die menschliche Wirbelsäule hält uns aufrecht und trägt einen Großteil unseres Körpergewichts. Kopf, Hals, Arme und Rumpf sind mit ihr verbunden. Die Wirbelsäule ist in Doppel-S-Form aufgebaut und besteht aus insgesamt 24 Wirbeln, dem Kreuzbein und dem Steißbein. Sie lässt sich von oben nach unten in 5 Abschnitte unterteilen, denen jeweils eine bestimmte Anzahl von Wirbeln zugeordnet ist – siehe auch die Abbildung auf dieser Seite.

Unsere **Wirbelsäule**

7 Halswirbel C1 – C7

12 Brustwirbel TH 1 – TH 12

5 Lendenwirbel L1 – L5

Kreuzbein

Steißbein

Die Bandscheiben brauchen viel Flüssigkeit

Die Bandscheiben, die zwischen jedem einzelnen unserer Wirbel liegen, bilden die Verbindung zwischen den einzelnen Wirbeln und sorgen dafür, dass unsere Wirbelsäule beweglich bleibt. Die Bandscheiben sind sozusagen die »Stoßdämpfer« bei

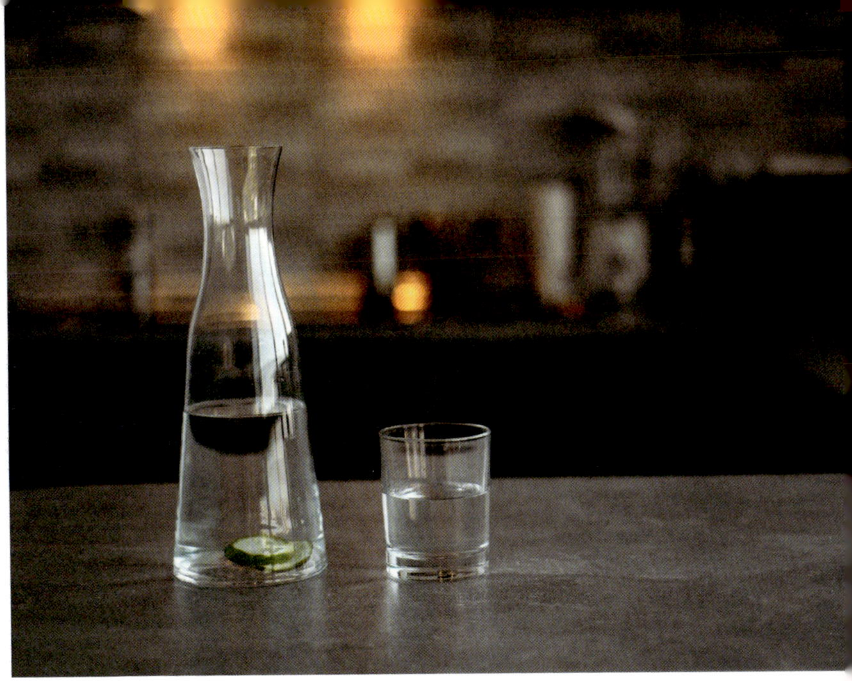

Nehmen Sie täglich eine ausreichende Menge an Flüssigkeit zu sich. Dies ist wichtig für die Beweglichkeit und Nährstoffversorgung der Bandscheiben.

all unseren Bewegungen und ermöglichen es, dass wir uns in beide Richtungen eindrehen und uns nach vorne, nach hinten und zur Seite beugen können. Von ungeheurer Wichtigkeit für die Gesundheit der Bandscheiben ist die regelmäßige Flüssigkeitsaufnahme, besonders in heißen Sommern, wo eine Aufnahme bis zu 4 Litern Wasser täglich empfohlen wird. Regelmäßige Bewegung und Belastung sind genauso wichtig für den Flüssigkeitsaustausch und damit die Nährstoffversorgung der Bandscheiben, denn dadurch bleiben sie lange geschmeidig und funktionsfähig. Durch langes Sitzen und einseitige Belastungen der Wirbelsäule oder durch körperlichen und seelischen Stress verkleinern sich die Bandscheiben, und Schmerzen können entstehen.

Der Einfluss der Wirbelsäule auf die Organe

Das vegetative Nervensystem versorgt unsere Organe, ohne dass wir aktiv etwas dafür tun müssen. Es verläuft im Wirbelkanal innerhalb der Wirbelsäule, wo es optimal geschützt ist. Immer zwischen zwei Wirbeln tritt links und rechts ein Spinalnerv aus, der für ein entsprechendes Gebiet (Haut, Muskeln, Gefäße, Organe) zuständig ist. Verschiebungen von Wirbeln und Bandscheiben können unser Nervensystem reizen und die Funktion unserer Organe beeinträchtigen und Schmerzen verursachen. In der Übersicht auf Seite 37 sehen Sie, welcher Spinalnerv/Wirbelkörper welche Beschwerden auslösen kann. Übrigens funktioniert dieser Weg auch in die andere Richtung, denn ein auf Dauer geschädigtes Organ zeigt sich auch irgendwann als Verlagerung/Verschiebung an der Wirbelsäule.

Die Übungen in diesem Buch wirken dem bewusst entgegen und machen den gesamten Rückenbereich wieder frei und flexibel durch die Drehung und Dehnung der Wirbelsäule und der Bandscheiben. Dadurch wird die Beweglichkeit des Rückens wiederhergestellt.

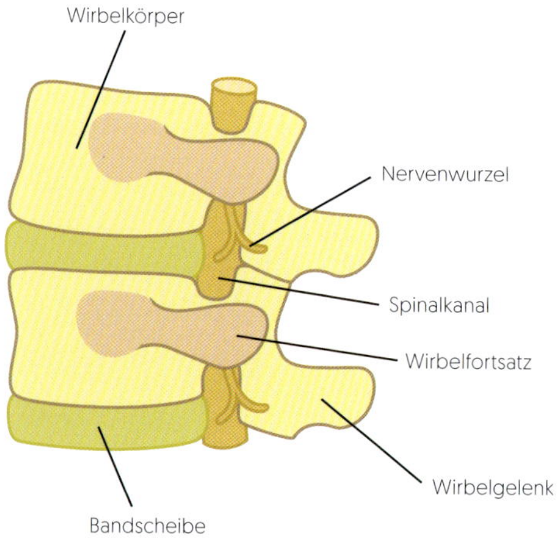

Die Bandscheiben liegen als Puffer zwischen den einzelnen Wirbeln.

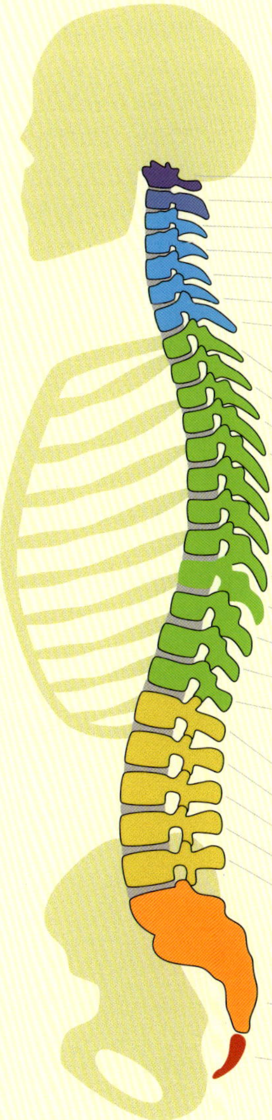

Die Reflexzonen der Wirbelsäule

Halswirbel

C 1	Kopf – Gehirn – Innen- und Mittelohren
C 2	Augen – Seh- und Hör-Nerv – Nebenhöhlen, Zunge – Stirn
C 3	Zähne – Faszialisnerv – Wangen – Gesichtsknochen
C 4	Nase – Lippen – Mund – Eustachische Röhren
C 5	Stimmbänder – Rachen
C 6	Mandeln – Nacken – Schultern
C 7	Schilddrüse – Schultern – Ellbogen

Brustwirbel

TH 1	Luftröhre – Speiseröhre – Unterarme – Finger
TH 2	Herz und Herzkranzgefäße
TH 3	Lungen – Bronchien – Rippenfell – Brustkorb – Brüste
TH 4	Gallenblase
TH 5	Leber – Blutzirkulation – Solarplexus
TH 6	Magen
TH 7	Bauchspeicheldrüse – Zwölffingerdarm
TH 8	Milz (Lymphe)
TH 9	Nebennieren
TH 10	Nieren
TH 11	Harnleiter
TH 12	Dünndarm – Lymphsystem

Lendenwirbel

L 1	Dickdarm – Leistenpforte
L 2	Blinddarm – Unterleib – Oberschenkel
L 3	Geschlechtsorgane – Blase – Knie
L 4	Prostata – Ischias – Muskulatur des unteren Rückens
L 5	Unterschenkel – Sprunggelenke – Füße

Kreuzbein Hüftknochen – Gesäß

Steißbein Enddarm – After

Die vorbereitenden **Übungen**

Diese Übungen sind ideal, um sich auf die eigentlichen Hauptübungen vorzubereiten und sich zu fokussieren. Am besten, Sie probieren alle Übungen aus und suchen sich dann 2 bis 3 aus, die Sie in Ihr tägliches Übungsprogramm integrieren – oder Sie nehmen diese Übungen immer dann mit dazu, wenn Sie etwas mehr Zeit haben als gewöhnlich.

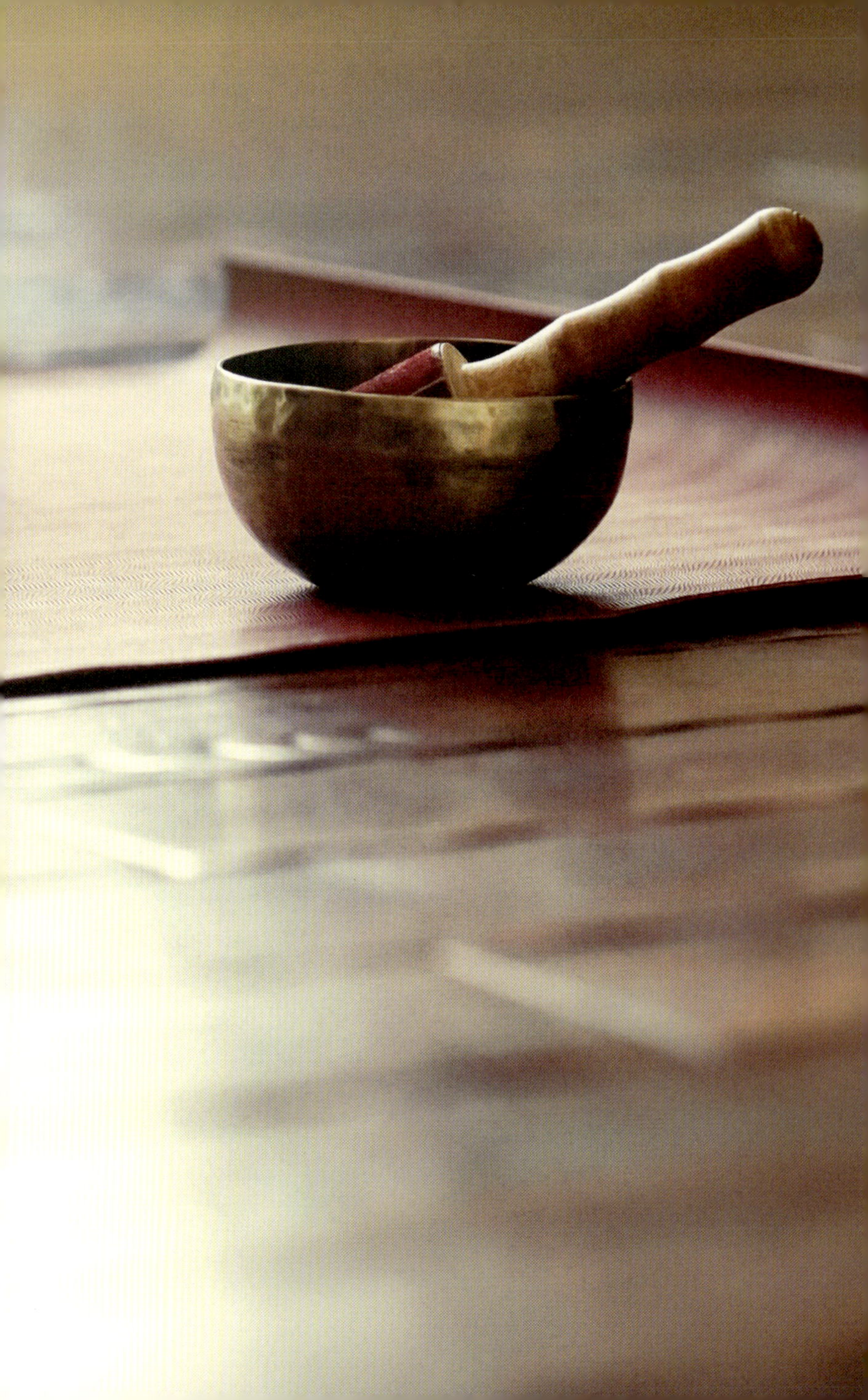

Ein umfangreicher **Übungsbaukasten**

Sich **konzentrieren**

Für alle nun beschriebenen Übungen gilt die folgende Vorbereitung:

- Entspannen Sie zwischen den Augenbrauen und senken Sie sanft die Lider.
- Ihr Gesicht trägt ein leichtes Lächeln.
- Atmen Sie langsam und ruhig durch die Nase ein und aus.
- Stellen Sie sich Ihre Übung im Geiste klar vor, dies bewirkt bereits eine Mehrdurchblutung in der Muskulatur und vereinfacht dadurch die Durchführung der Übung.

1.

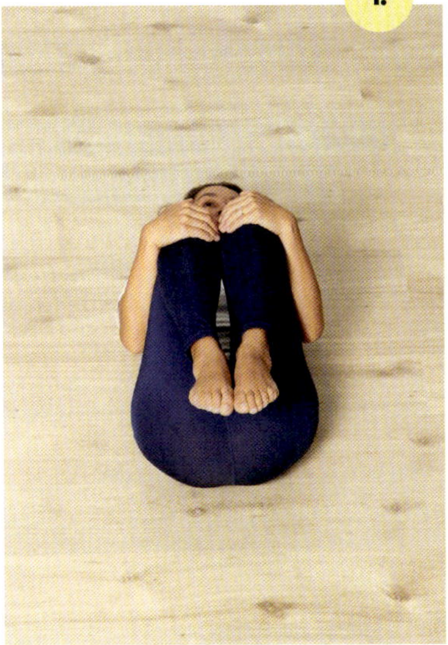

2.

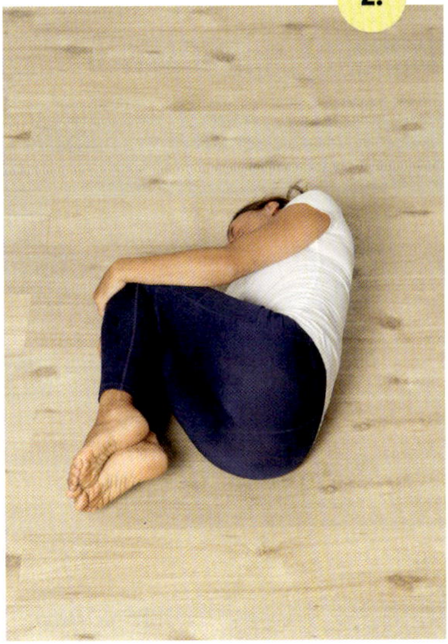

1. Übung: Rollen seitlich links, rechts

- Legen Sie sich auf Ihre Matte auf den Rücken, die Hände liegen neben Ihnen und zeigen zur Decke.
- Ziehen Sie beide Knie an Ihren Oberkörper und umfassen Sie mit jeder Hand ein Knie. **(1)**
- Drehen Sie sich nun langsam auf die linke Seite, Ober- und Unterschenkel liegen dabei ganz auf dem Boden auf.
- Der Kopf mit Oberkörper, Becken sowie beide Beine rollen mit dem nächsten Einatem zur Mitte und mit dem Ausatem auf die rechte Seite. **(2)**
- Achten Sie möglichst darauf, dass beide Hände mit beiden Knien verbunden bleiben.
- Wiederholen Sie dies mindestens 9× auf jeder Seite.

1.

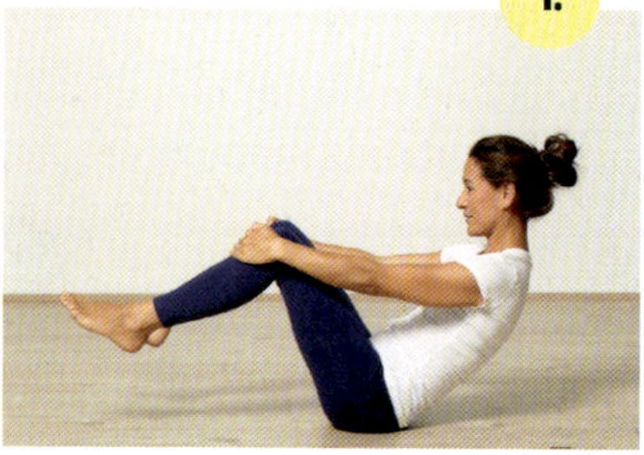

2.

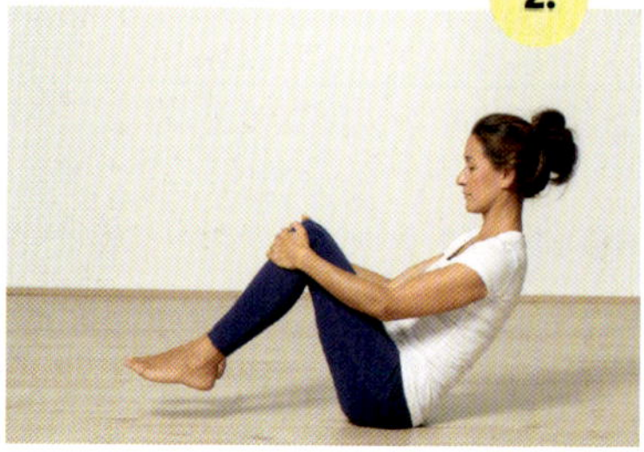

3.

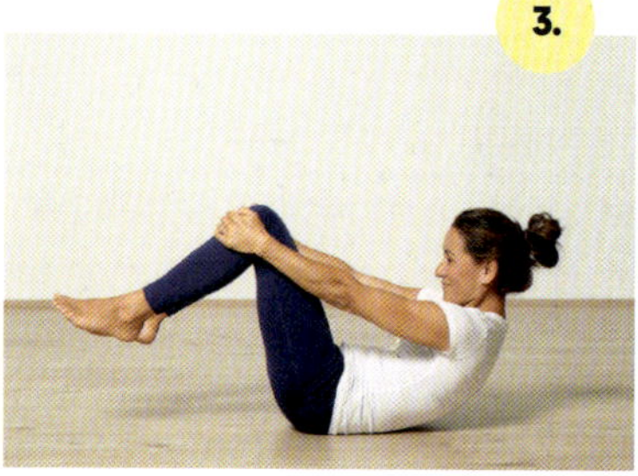

4.

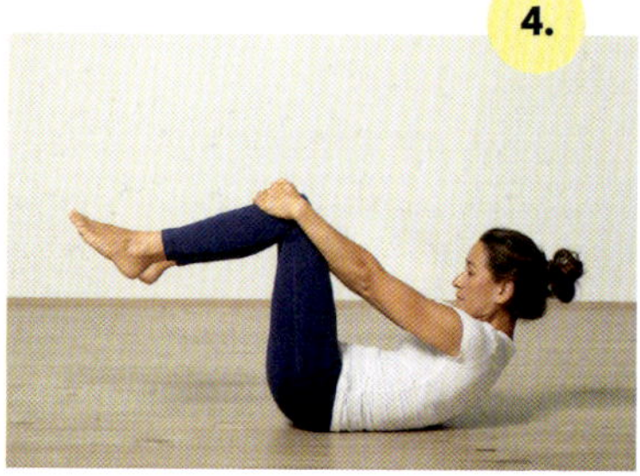

2. Übung: Rollen auf und ab

- Setzen Sie sich aufrecht auf Ihre Matte.
- Die Beine sind aufgestellt, die Knie berühren sich.
- Erspüren Sie Ihren tiefen Atem in Ihrer Mitte.
- Umfassen Sie mit beiden Händen Ihre Knie.
- Lehnen Sie sich mit geradem Rücken so weit zurück, bis Ihre Ellbogen gestreckt sind. Beide Füße berühren den Boden nicht mehr. **(1)**
- Ziehen Sie nun Ihren Oberkörper und Ihre Oberschenkel so nahe wie möglich zusammen und wiederholen Sie dies mindestens dreimal. **(2)**
- Rollen Sie jetzt mit dem Ausatem Ihre 5 Lendenwirbel zum Boden ab, indem Sie Ihr Becken zum Boden kippen lassen, und richten Sie das Becken mit dem Einatem wieder auf. **(3)** Anfangs können Sie sich auch mit Ihren Händen, Unterarmen und Ellbogen dabei abstützen.

- Bewegen Sie beim Hochkommen beide Oberschenkel leicht hin und her, dies kann diese Übung sehr erleichtern.
- Wiederholen Sie dies mindestens dreimal.
- Rollen Sie mit dem nächsten Ausatem auch einen Teil der Brustwirbelsäule auf den Boden ab und kommen Sie mit Ihrem Einatem wieder langsam in Ihre Sitzposition zurück. Anfangs können Sie sich auch mit Ihren Händen, Unterarmen und Ellbogen dabei abstützen. Achten Sie auf einen gedehnten Nacken mit leichtem Kinn nach unten.
- Bewegen Sie beim Hochkommen beide Oberschenkel leicht hin und her.
- Wiederholen Sie dies mindestens dreimal. **(4)**
- Rollen Sie nun mit dem Ausatem Ihre gesamte Wirbelsäule auf den Boden ab, bis auch Ihr Kopf auf dem Boden aufliegt, und kommen Sie mit Ihrem Einatem wieder langsam in Ihre Sitzposition zurück. Achten Sie auf einen gedehnten Nacken mit leichtem Kinn nach unten. **(5)**
- Bewegen Sie beim Hochkommen beide Oberschenkel leicht hin und her.
- Wiederholen Sie dies mindestens drei Mal.

5.

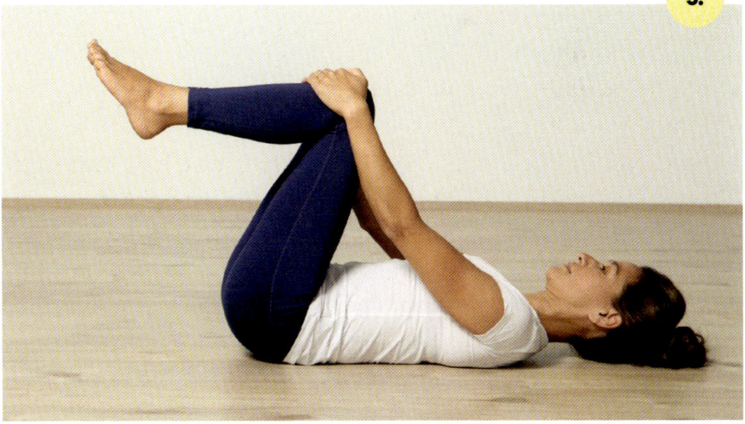

1.

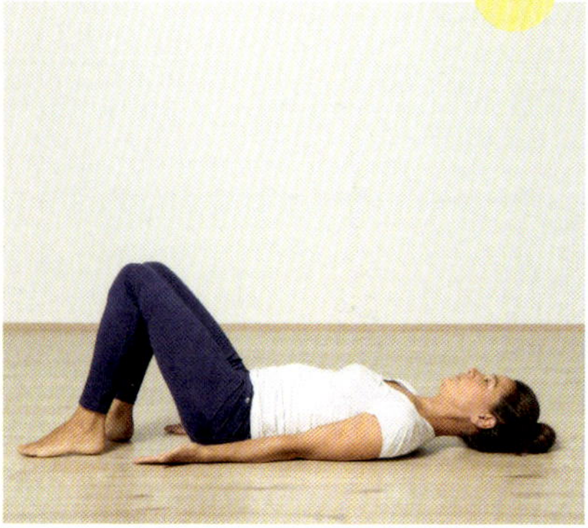

2.

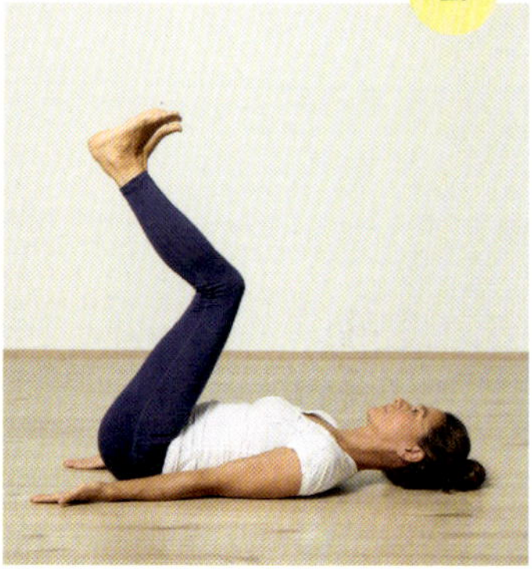

3. Übung: Rückenlage, beide Beine gebeugt, Füße abgewinkelt

- Legen Sie sich auf Ihre Matte auf den Rücken, die Hände liegen neben Ihnen und zeigen zur Decke.
- Stellen Sie beide Beine auf, die Füße stehen möglichst hüftbreit auseinander. **(1)**
- Heben Sie beide Beine leicht gebeugt, mit abgewinkelten Füßen in die Luft. Jetzt wird Ihre Lendenwirbelsäule mehr auf den Boden gedrückt und mehr durchblutet. **(2)**
- Senken Sie langsam wieder beide Beine und stellen Sie die Füße wieder auf.

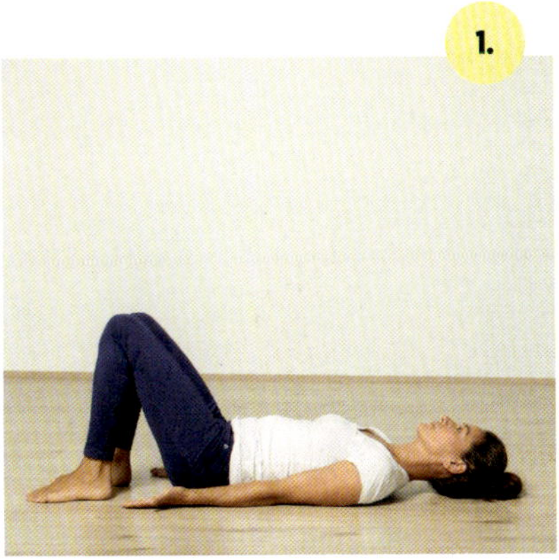

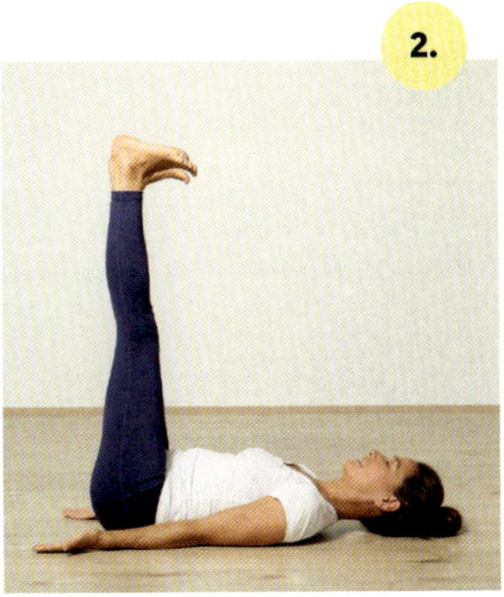

4. Übung: Rückenlage, beide Beine gestreckt, Füße abgewinkelt

- Legen Sie sich auf Ihre Matte auf den Rücken, die Hände liegen neben Ihnen und zeigen zur Decke.
- Stellen Sie beide Beine auf, die Füße stehen möglichst hüftbreit auseinander. **(1)**
- Ziehen Sie Ihre Knie mit Ihrem Einatem an den Bauch und beginnen Sie langsam, beide Beine ganz nach oben durchzustrecken, Fersen abgewinkelt. **(2)**
- Die abgewinkelten Füße regen die dreidimensionale Beckenatmung an und tonisieren gleichzeitig den Blasenmeridian. Für Frauen und Männer ab 50 ein MUST DO!
- Stellen Sie beide Beine wieder auf, die Füße stehen möglichst hüftbreit auseinander.
- Halten Sie so lange wie möglich diese Position und atmen Sie langsam und ruhig durch die Nase ein und aus, ohne die Luft anzuhalten.

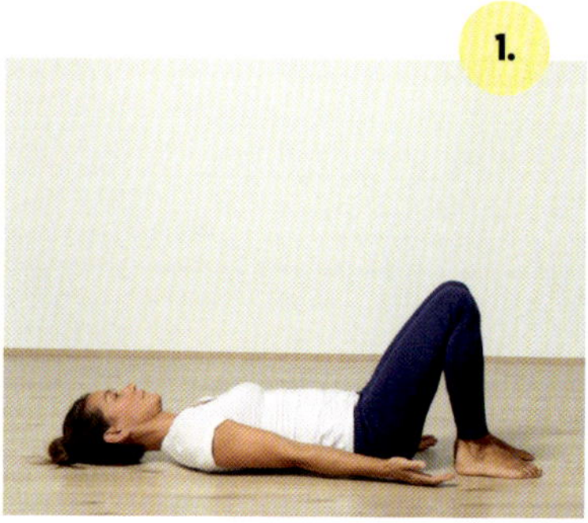

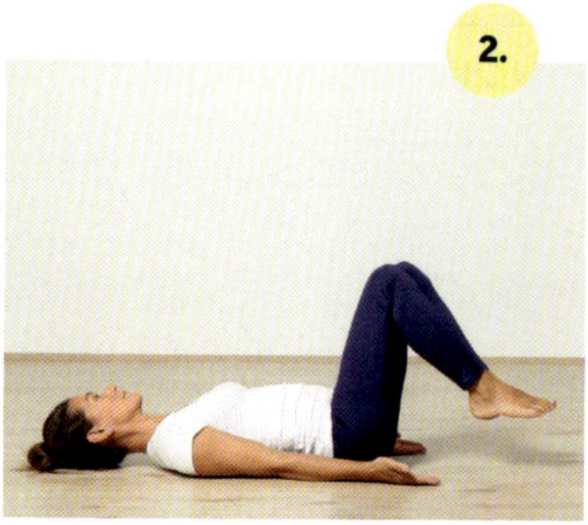

5. Übung: Beide Knie neben die Ohren

- Legen Sie sich auf Ihre Matte auf den Rücken, die Hände liegen neben Ihnen und zeigen zur Decke, die Beine sind hüftbreit aufgestellt. **(1)**
- Rollen Sie nun mit Ihrem Ausatem Ihre gesamte Wirbelsäule ab und heben Sie dabei Ihr Becken ab, bis Ihre Knie neben den Ohren liegen. Fassen Sie beide Hände ineinander. **(2–4)**
- Versuchen Sie, in der Position »Knie neben den Ohren« so lange wie möglich zu verharren, und geben Sie im Ausatem immer mehr nach. Achten Sie auf Ihren Atemrhythmus und halten Sie niemals die Luft an. Atmen Sie tief und regelmäßig in Ihren Beckenboden.
- Leichtes Klopfen zwischen den Schulterblättern und auf den Po erleichtern diese Übung ungemein.
- Rollen Sie anschließend Wirbel für Wirbel wieder auf den Boden zurück. Achten Sie darauf, dass Sie Ihre Schultern dabei möglichst nicht vom Boden abheben, und entspannen Sie die ersten Minuten mit abgewinkelten Beinen. Die Füße sind parallel, hüftbreit auseinander und befinden sich möglichst nah an Ihrem Gesäß.
- Kommen Sie nun mit Ihrem Einatem wieder langsam in eine Sitzposition zurück. Achten Sie auf einen gedehnten Nacken mit Kinn leicht nach unten und bewegen Sie beim Hochkommen beide Oberschenkel leicht hin und her. Wiederholen Sie dies mindestens drei Mal.

3.

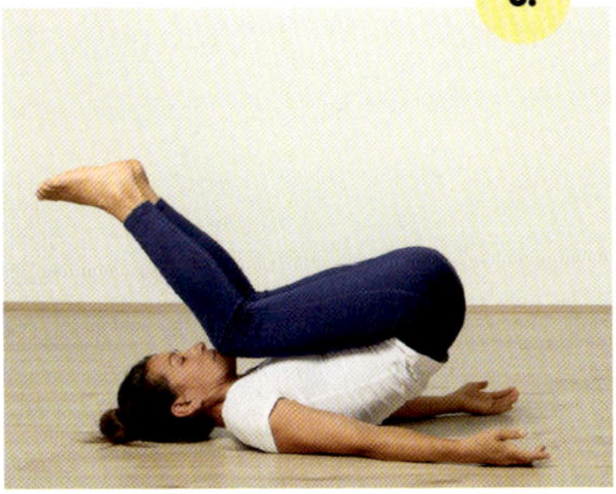

4.

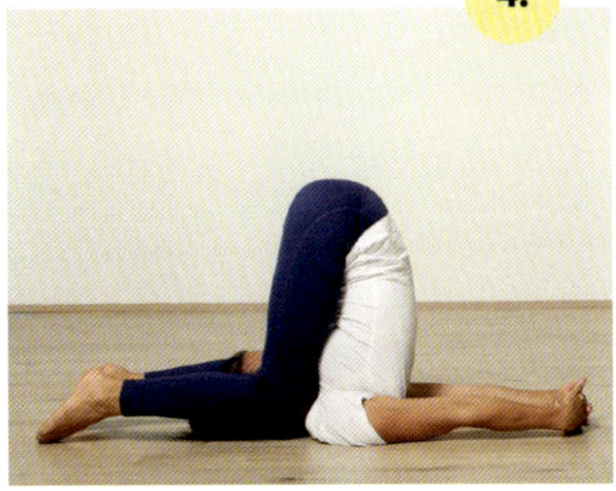

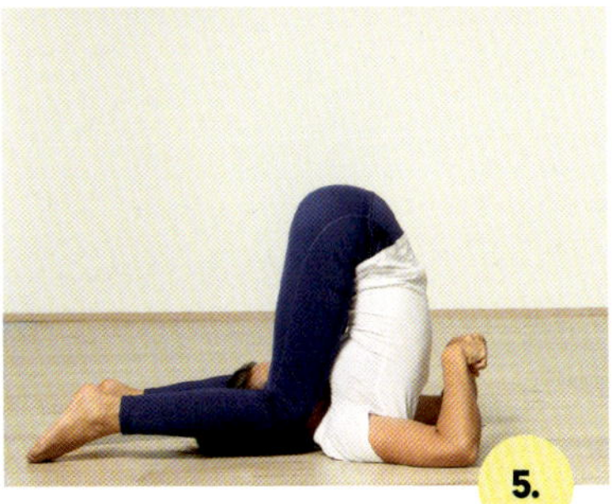

5.

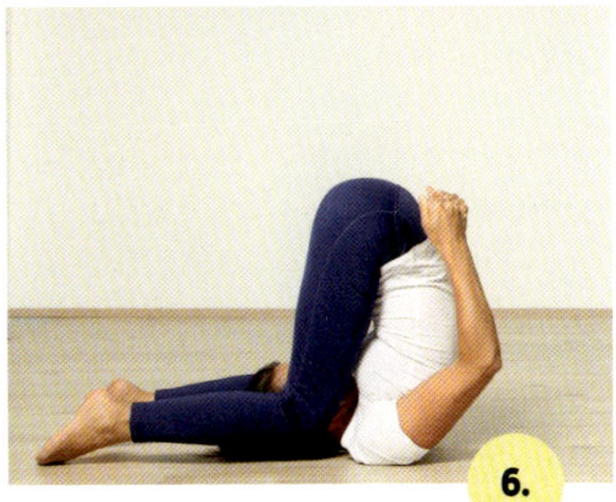

6.

Rückenlage und Entspannung auf dem Boden

- Liegen Sie ganz entspannt auf Ihrem Rücken und spüren Sie Ihre gesamte Auflagefläche vom Kopf bis zu den Fersen. Achten Sie auf Ihre Lendenwirbelsäule (Becken) und gehen Sie nicht ins Hohlkreuz.
- Versuchen Sie nun Ihr, Becken leicht in Richtung Boden zu kippen. Bei Rückenbeschwerden können Sie anfänglich gerne beide Beine und Füße hüftbreit aufstellen. Die Beine sind abgewinkelt, Knie und Füße sind hüftbreit auseinander.
- Atmen Sie tief und ruhig durch die Nase ein und aus.
- Entspannen Sie durch Wahrnehmung von Schwere und Wärme in Ihrem gesamten Körper. Entspannen Sie so lange, wie Sie auch für Ihre Übung vorher gebraucht haben.

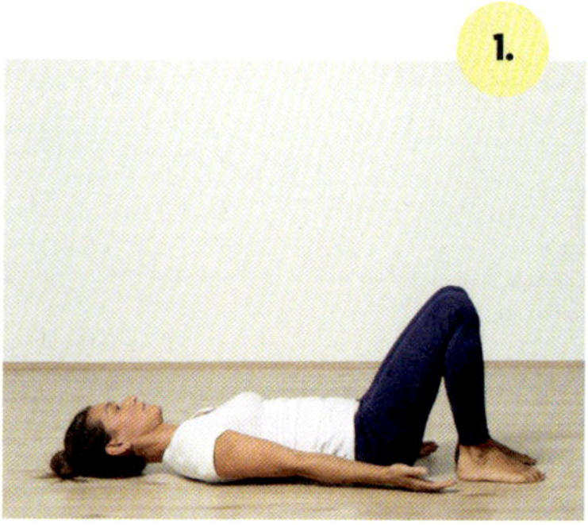

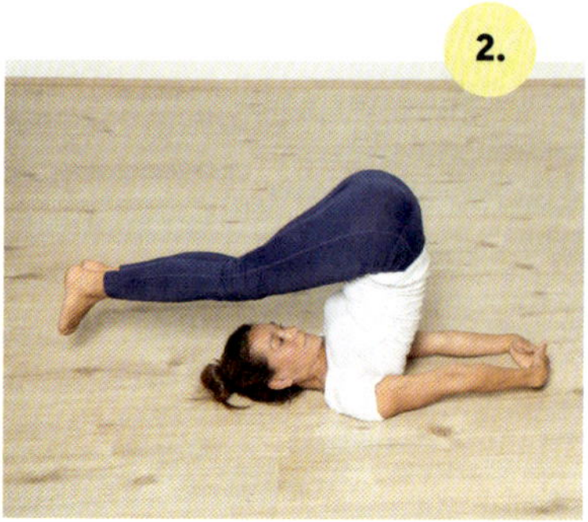

6. Übung: Beide Knie links neben die Ohren

- Legen Sie sich auf Ihre Matte auf den Rücken, die Hände liegen neben Ihnen und zeigen zur Decke, die Beine sind hüftbreit aufgestellt. **(1)**
- Rollen Sie nun mit Ihrem Ausatem Ihre gesamte Wirbelsäule ab und heben Sie dabei Ihr Becken ab, bis beide Knie links neben den Ohren liegen **(2–3)**
- Rollen Sie anschließend Wirbel für Wirbel wieder auf den Boden zurück und achten Sie darauf, dass Sie dabei Ihre Schultern möglichst nicht vom Boden abheben. **(4)** Entspannen Sie die ersten Minuten mit abgewinkelten Beinen. Die Füße sind parallel, hüftbreit auseinander und befinden sich möglichst nah an Ihrem Gesäß.
- Kommen mit Ihrem Einatem wieder langsam in Ihre Sitzposition zurück. Achten Sie auf einen gedehnten Nacken mit Kinn leicht nach unten und bewegen Sie beim Hochkommen beide Oberschenkel leicht hin und her. Wiederholen Sie dies mindestens drei Mal.
- Rollen Sie anschließend Wirbel für Wirbel wieder auf den Boden zurück. Achten Sie darauf, dass Sie Ihre Schultern dabei möglichst nicht vom Boden abheben und entspannen Sie die ersten Minuten mit abgewinkelten Beinen. Die Füße sind parallel, hüftbreit auseinander und befinden sich möglichst nah an Ihrem Gesäß.

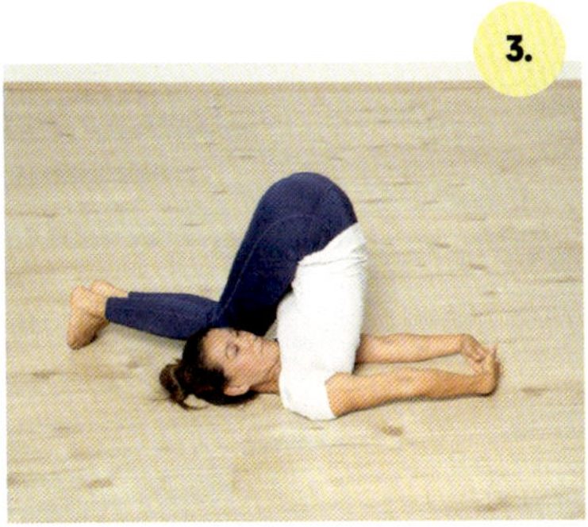
3.

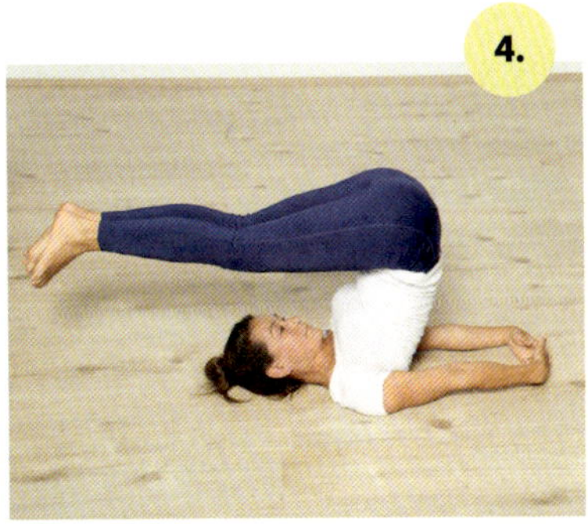
4.

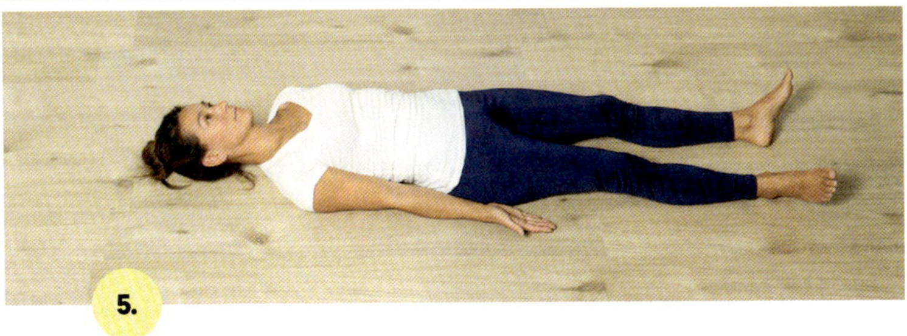
5.

Rückenlage und Entspannung auf dem Boden

- Liegen Sie ganz entspannt auf Ihrem Rücken und spüren Sie Ihre gesamte Auflagefläche vom Kopf bis zu den Fersen. Achten Sie im Besonderen auf Ihre Lendenwirbelsäule (Becken) und gehen Sie nicht ins Hohlkreuz.
- Versuchen Sie nun, Ihr Becken leicht in Richtung Boden zu kippen. Bei Rückenbeschwerden können Sie anfänglich gerne beide Beine und Füße hüftbreit aufstellen. Die Beine sind abgewinkelt, Knie und Füße sind hüftbreit auseinander. **(5)**
- Atmen Sie tief und ruhig durch die Nase ein und aus.
- Entspannen Sie durch Wahrnehmung von Schwere und Wärme in Ihrem gesamten Körper. Entspannen Sie so lange, wie Sie auch für Ihre Übung vorher gebraucht haben.
- Wiederholen Sie diese Übung, indem Sie beide Beine nach rechts ablegen und dann wieder auf dem Rücken lange entspannen

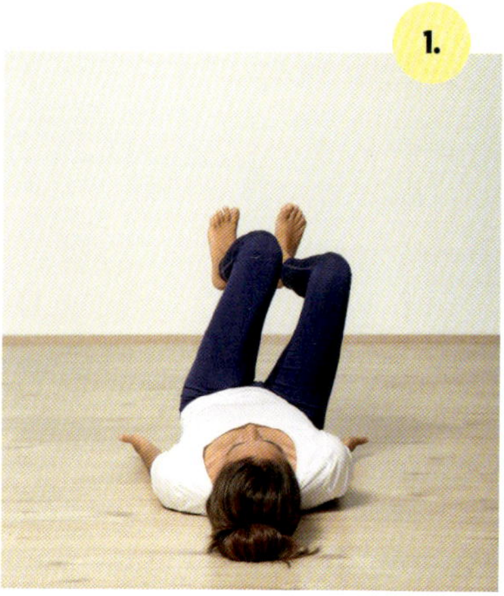

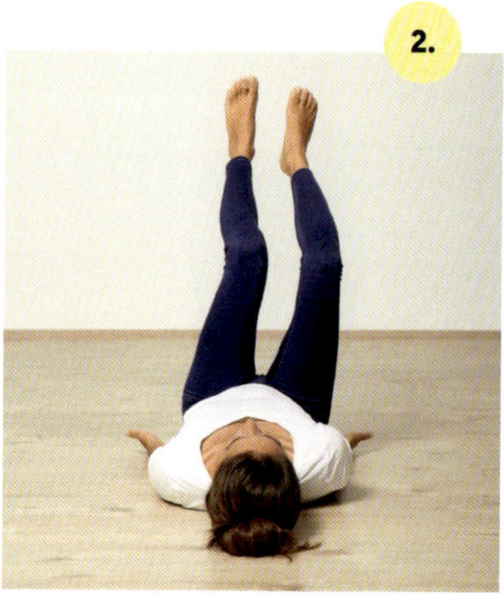

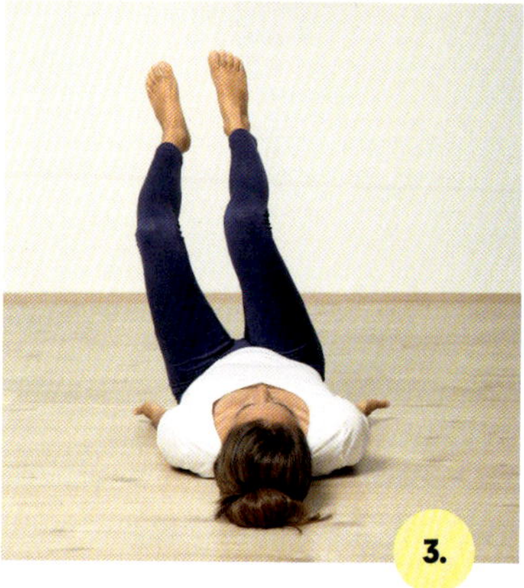

7. Übung: Die liegende Acht

- Legen Sie sich auf Ihre Matte auf den Rücken, die Hände liegen neben Ihnen und zeigen zur Decke.
- Stellen Sie beide Beine auf, die Füße stehen möglichst hüftbreit auseinander.
- Ziehen Sie Ihre Knie mit Ihrem Einatem an den Bauch. **(1)**
- Kreisen Sie sehr minimalistisch mit Ihrem Atemrhythmus eine liegende Acht auf Ihre Matte, indem Sie die Knie mit dem Einatem zu sich ziehen und mit dem Ausatem von sich wegschieben. **(2–3)**. Atmen Sie dabei langsam tief und ruhig ein und aus, Halten Sie niemals die Luft an.

8. Übung: Beide Knie rechts neben die Ohren

- Legen Sie sich auf Ihre Matte auf den Rücken, die Hände liegen neben Ihnen und zeigen zur Decke, die Beine sind hüftbreit aufgestellt.
- Rollen Sie nun mit Ihrem Ausatem Ihre gesamte Wirbelsäule ab und heben Sie dabei Ihr Becken ab, bis beide Knie rechts neben den Ohren liegen
- Rollen Sie anschließend Wirbel für Wirbel wieder auf den Boden zurück und achten Sie darauf, dass Sie dabei Ihre Schultern möglichst nicht vom Boden abheben.
- Entspannen Sie die ersten Minuten mit abgewinkelten Beinen. Die Füße sind parallel, hüftbreit auseinander und befinden sich möglichst nah an Ihrem Gesäß.

Rückenlage und Entspannung auf dem Boden

- Liegen Sie ganz entspannt auf Ihrem Rücken und spüren Sie Ihre gesamte Auflagefläche vom Kopf bis zu den Fersen. Achten Sie im Besonderen auf Ihre Lendenwirbelsäule (Becken) und gehen Sie nicht ins Hohlkreuz.
- Versuchen Sie nun, Ihr Becken leicht in Richtung Boden zu kippen. Bei Rückenbeschwerden können Sie anfänglich gerne beide Beine und Füße hüftbreit aufstellen. Die Beine sind abgewinkelt, Knie und Füße sind hüftbreit auseinander. **(5)**
- Atmen Sie tief und ruhig durch die Nase ein und aus.
- Entspannen Sie durch Wahrnehmung von Schwere und Wärme in Ihrem gesamten Körper. Entspannen Sie so lange, wie Sie auch für Ihre Übung vorher gebraucht haben.
- Wiederholen Sie diese Übung, indem Sie beide Beine nach rechts ablegen und dann wieder auf dem Rücken lange entspannen.

1.

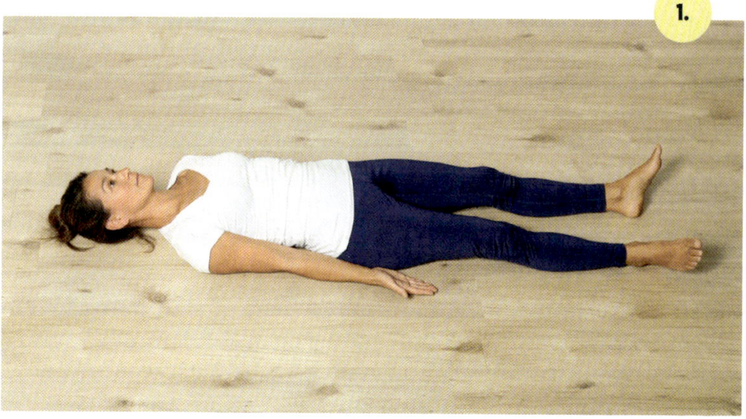

2.

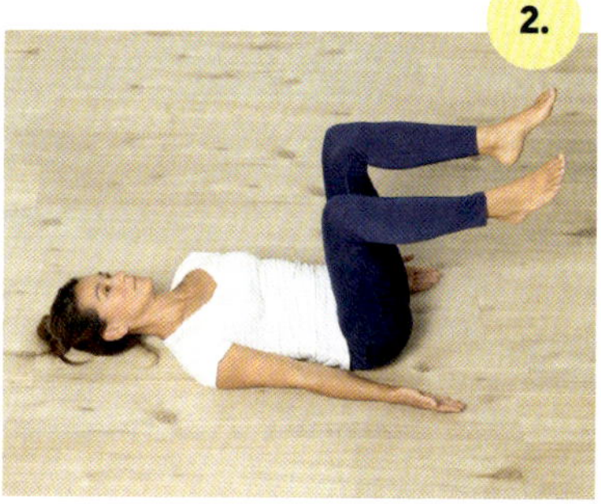

3.

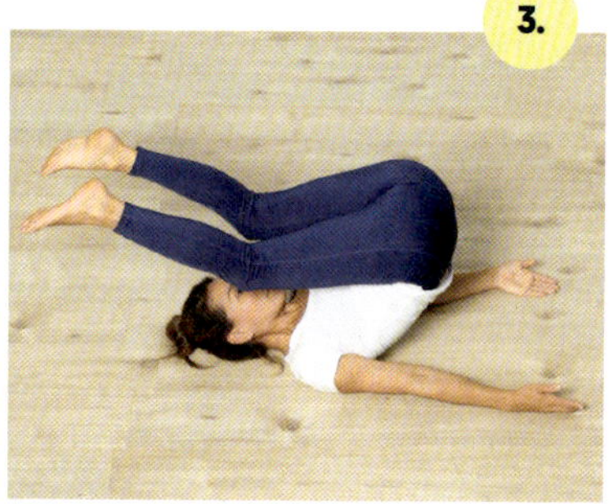

4.

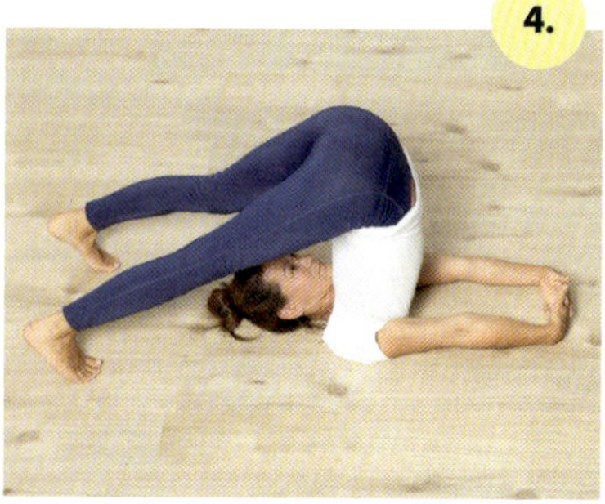

5.

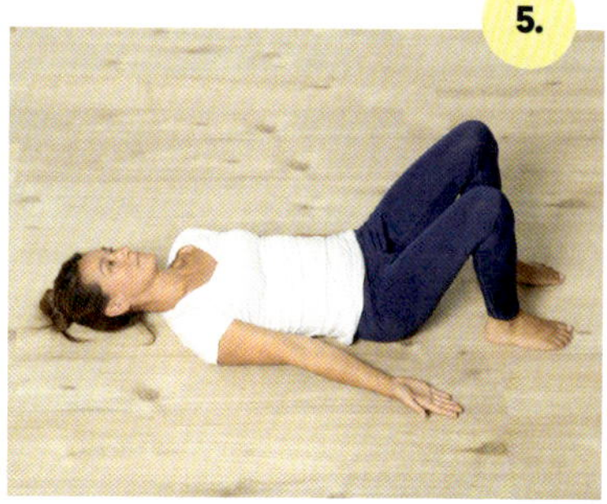

9. Übung: Pflug

- Legen Sie sich auf Ihre Matte auf den Rücken, die Hände liegen neben Ihnen und zeigen zur Decke, die Beine sind ausgestreckt. **(1)**
- Rollen Sie nun mit Ihrem Ausatem Ihre gesamte Wirbelsäule ab und heben Sie dabei Ihr Becken ab, bis Ihre Wirbelsäule möglichst gerade zur Decke zeigt. Rollen Sie mindestens 3×, damit Ihre Muskulatur gedehnt und dadurch mehr durchblutet ist. **(2–3)**
- Beim 4. Mal rollen sie wieder, bis Ihre gesamte Wirbelsäule so aufrecht wie möglich ist, winkeln beide Füße ab, strecken beide Beine und versuchen, beide Füße hinter dem Kopf auf den Boden zu stellen, Knie ganz durchgedrückt, möglichst alle Zehen auf den Boden. **(4)**
- Ziehen Sie mit der Mitte der Ferse so stark wie möglich nach hinten – dadurch wird auch Ihr Blasenmeridian tonisiert. Auch der Nacken und Schulterbereich werden gedehnt, durch sanftes Klopfen mit lockeren Handgelenken können Sie sich diese Position sehr erleichtern. Klopfen Sie besonders die Partie 6/7 Brustwirbel und beide unteren Rippenränder.
- Rollen Sie nun wieder, so langsam wie möglich, Wirbel für Wirbel wieder auf den Boden zurück. **(5)** Achten Sie darauf, dass Sie dabei Ihre Schultern möglichst nicht vom Boden abheben, und entspannen Sie die ersten Minuten mit abgewinkelten Beinen. Die Füße sind parallel, hüftbreit auseinander und befinden sich möglichst nah an Ihrem Gesäß.

Rückenlage und Entspannung auf dem Boden

- Liegen Sie ganz entspannt auf Ihrem Rücken. Spüren Sie Ihre gesamte Auflagefläche vom Kopf über Brustkorb und Beckenraum bis hin zu beiden Fersen. Die Entspannung sollte genauso lange dauern wie die Übungen selbst (zumindest die ersten 3 Wochen lang, in denen Sie die Übung durchführen).

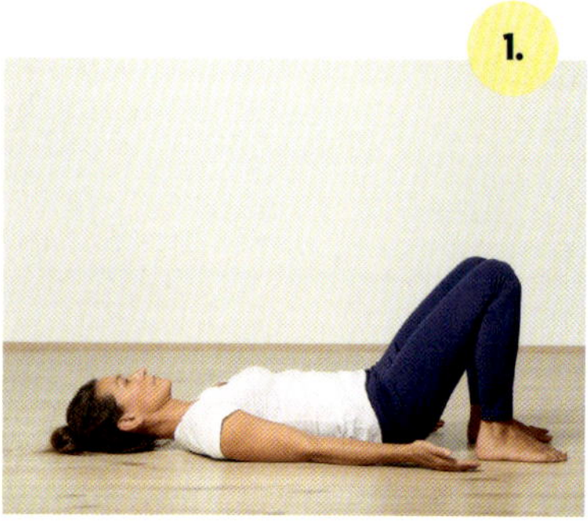

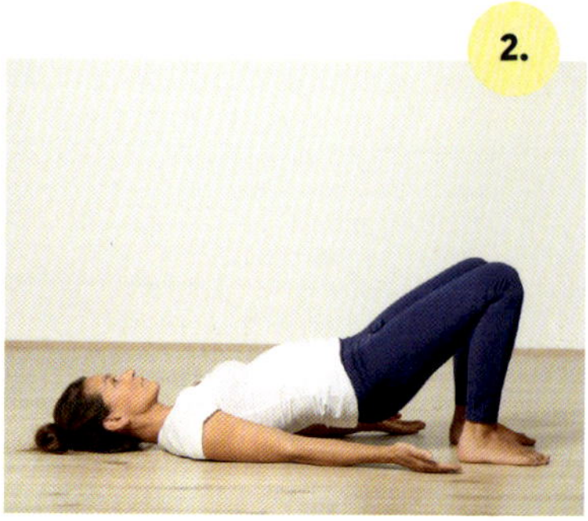

10. Übung: Wirbelsäule abheben, Wirbelsäule senken

- Legen Sie sich auf Ihre Matte auf den Rücken, die Hände liegen neben Ihnen, und die offenen Handflächen zeigen zur Decke und die Daumen nach außen.
- Stellen Sie beide Beine auf, die Füße stehen möglichst hüftbreit auseinander, die Füße stehen parallel. **(1)**
- Heben Sie mit dem Einatem langsam die die ersten 3–5 Lendenwirbel ab und verlagern Sie beim Abheben das Gewicht auf die Füße. **(2)**
- Spüren Sie weit in den Boden hinein und halten Sie diese Position für 2–3 Atemzüge.
- Mit dem Ausatem senken Sie die Lendenwirbel langsam wieder nach unten.
- Heben Sie dann mit dem Einatem einen Teil der Brustwirbelsäule mit Bandscheiben ab und senken Sie diese mit dem Ausatem wieder. **(3)**

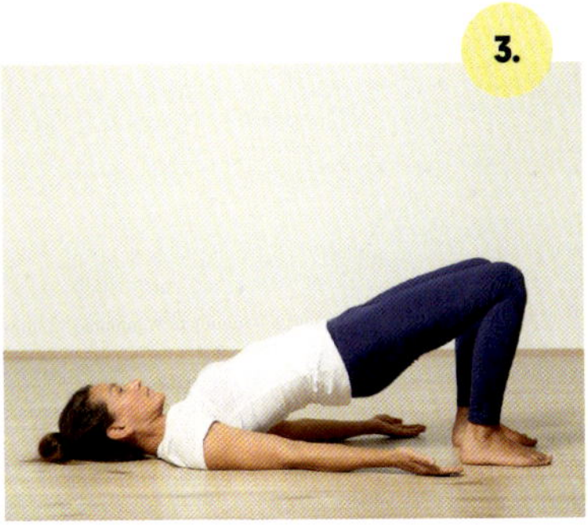

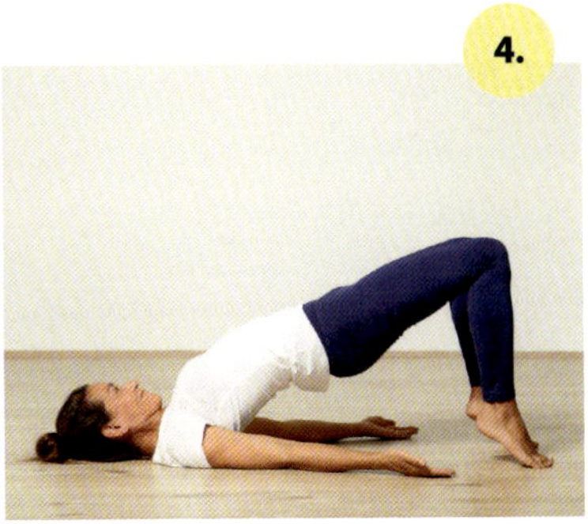

- Heben Sie anschließend mit dem Einatem die gesamte Lendenwirbelsäule und die gesamte Brustwirbelsäule langsam ab und belasten Sie dabei noch mehr die Füße, bis die Leiste ganz gestreckt ist – kein Hohlkreuz! **(4)**
- Spüren Sie dabei intensiv in die Beine und Füße hinein und halten Sie diese Position 2–3 Atemzüge, bevor Sie mit dem Ausatem wieder senken.
- Rollen Sie noch einmal langsam die gesamte Wirbelsäule ab, bis die Leiste ganz gestreckt werden kann, und halten Sie diese Position einen Atemzug lang.
- Gehen Sie dann mit gestreckter Leiste auf die Zehenspitzen hoch – kein Hohlkreuz! – und halten Sie diese Position 2–3 Atemzüge, bevor Sie langsam wieder Wirbel für Wirbel absenken.

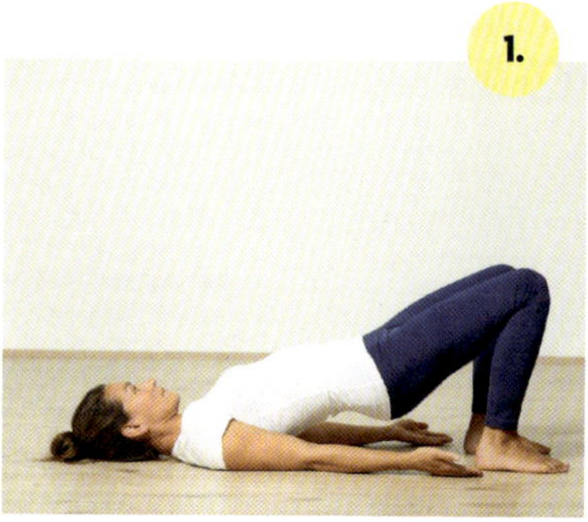

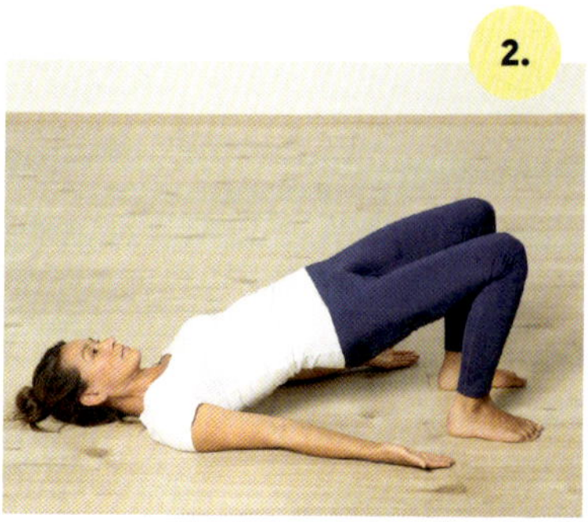

11. Übung: Wirbelsäule kreisen und nach rechts und links achtern

- Legen Sie sich auf Ihre Matte auf den Rücken, die Hände liegen neben Ihnen, und die offenen Handflächen zeigen zur Decke und die Daumen nach außen.
- Stellen Sie beide Beine auf, die Füße stehen möglichst hüftbreit auseinander, die Füße stehen parallel. **(1)**
- Heben Sie mit dem Einatem langsam die gesamte Lendenwirbelsäule und die Brustwirbelsäule vom Boden ab und verharren Sie kurz in dieser Position. **(2)**
- Kreisen Sie anschließend mit dem Becken mindestens 6× nach rechts.
- Achten Sie auf Ihre gestreckten Leisten und kommen Sie knapp über dem Boden nach oben.
- Kreisen Sie nun mindestens 6× nach links,
- Beschreiben Sie nun mit dem Becken eine Acht. **(3–4)**
- Halten Sie immer wieder in der Mitte 2–3 Atemzüge an und senken Sie dann mit Ihrem Ausatem langsam wieder Ihre gesamte Wirbelsäule.

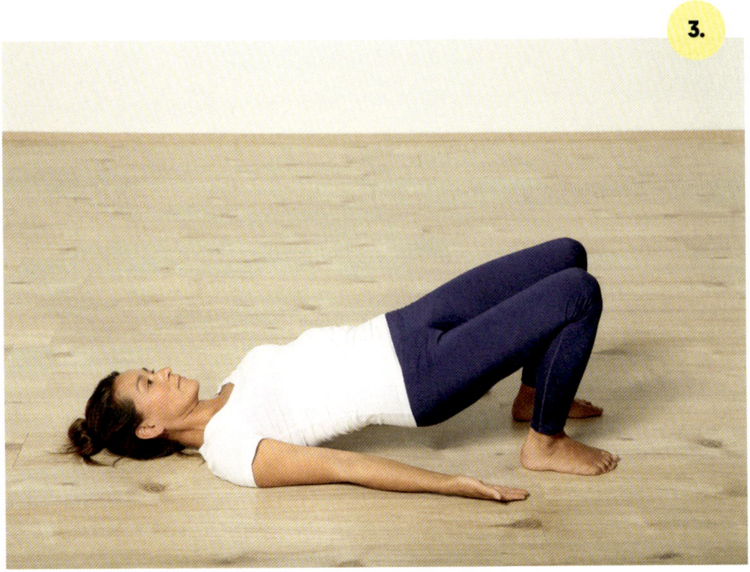
3.

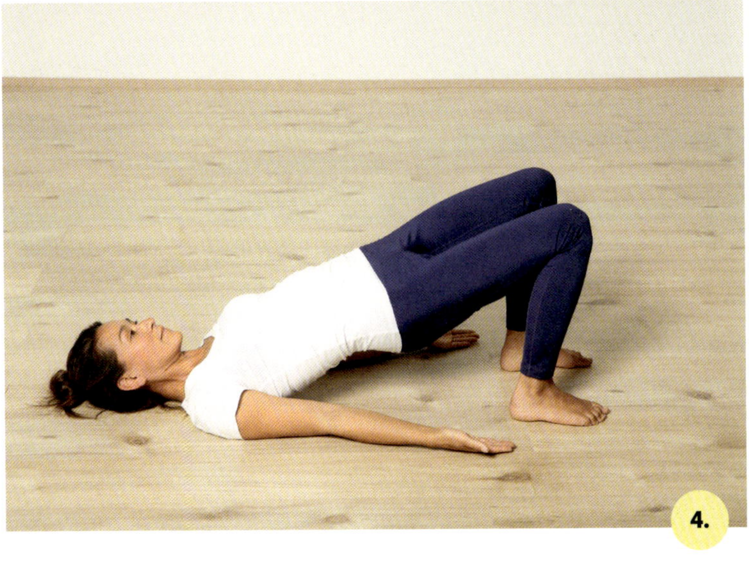
4.

1.

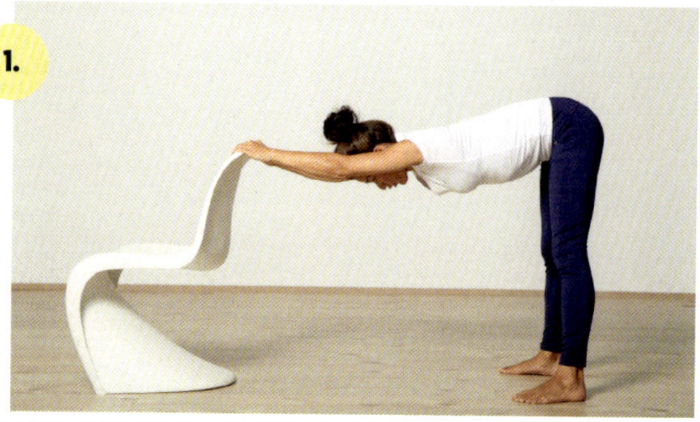

2.

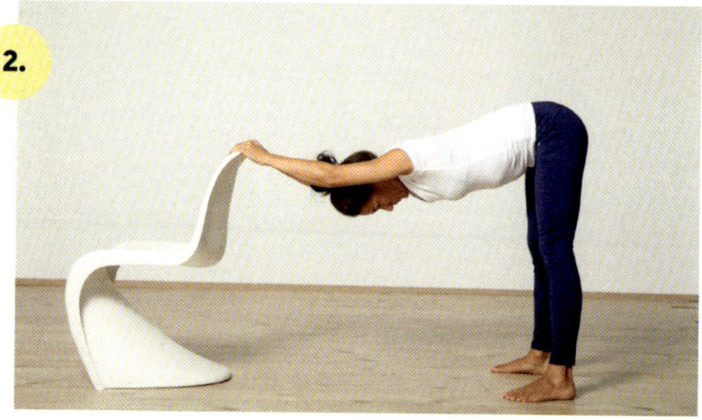

12. Übung: Wirbelsäule im Stehen auf- und abrollen und rechts und links kreisen

- Stellen Sie sich aufrecht hin, die Beine sind gegrätscht, die Füße stehen parallel. Eine Stuhllehne oder auch ein Fenstersims in Beckenhöhe können dabei als Unterstützung dienen.
- Ziehen Sie mit den Beinen stark nach hinten und legen Sie Ihren Oberkörper mit gestreckten Armen auf die Stuhllehne oder das Fenstersims. **(1)**
- Versuchen Sie, möglichst ohne die Verlagerung des Gewichts der Arme auf die Ablage auszukommen.

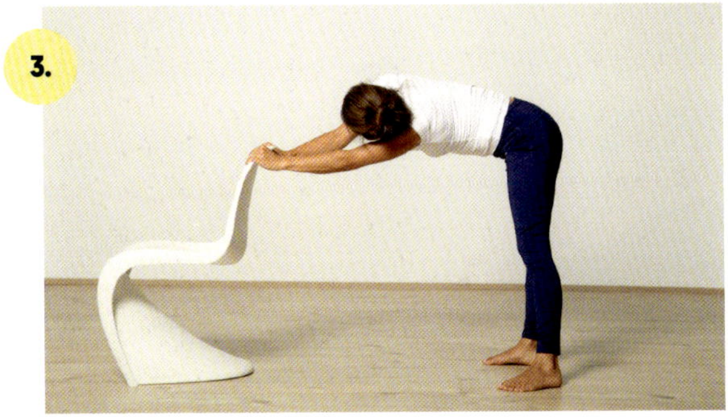

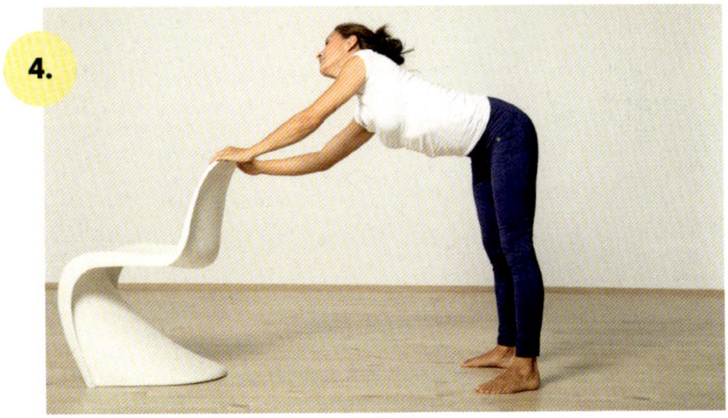

- Lassen Sie Ihren Oberkörper möglichst entspannt nach vorne sinken und ziehen Sie mit dem Po weit nach hinten. **(2)**
- Schlüpfen Sie dann in die Natur einer Schlange und stellen Sie sicher, dass Sie Ihre gesamte Wirbelsäule erst ganz langsam und dann nach Lust und Laune auf- und abrollen, nach links und rechts kreisen und achtern. **(3)**
- Bewegen Sie dann die Wirbelsäule ganz frei auf und ab und achtern Sie nach rechts und nach links, vielleicht auch nach Ihrer Lieblingsmusik? **(4)**

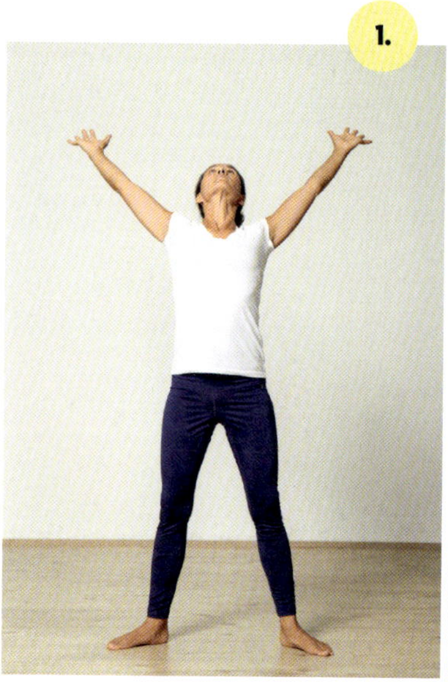

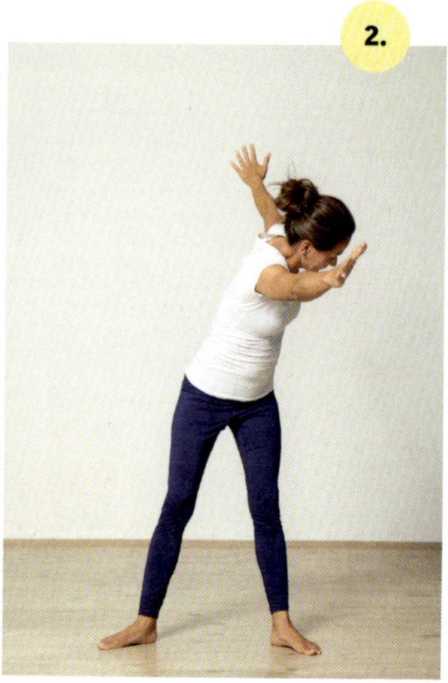

13. Übung: Rumpfbeuge mit gegrätschten Beinen

- Stellen Sie sich aufrecht hin, die Beine sind gegrätscht, die Füße stehen parallel.
- Mit dem Einatem nehmen Sie beide Arme nach oben zur Decke, beugen sich leicht nach rückwärts und machen dann langsam mit der rechten Hand am linken Fuß vorbei eine große Rumpfbeuge. **(1–2)**
- Der linke Arm zeigt in den Himmel, zur Decke. **(3)**
- Bleiben Sie 2–3 Atemzüge in dieser Position und richten Sie sich dann langsam wieder auf, beugen sich wieder nach rückwärts und drehen dann in die andere Richtung. **(4–5)**
- Versuchen Sie, mit der linken Hand am rechten Knöchel vorbeizukommen, wobei der rechte Arm wieder gestreckt zum Himmel zeigt. **(6)**

3.

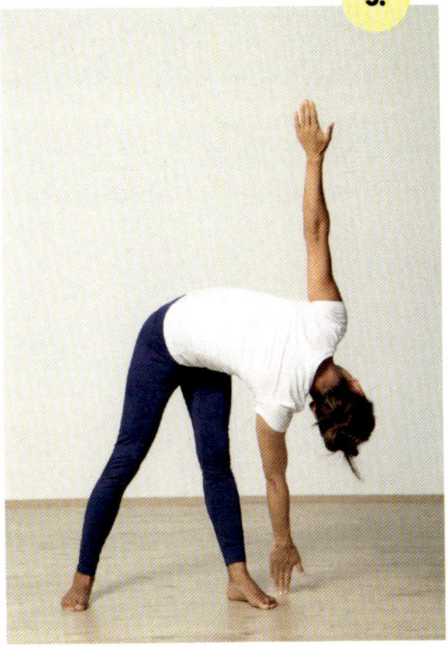

4.

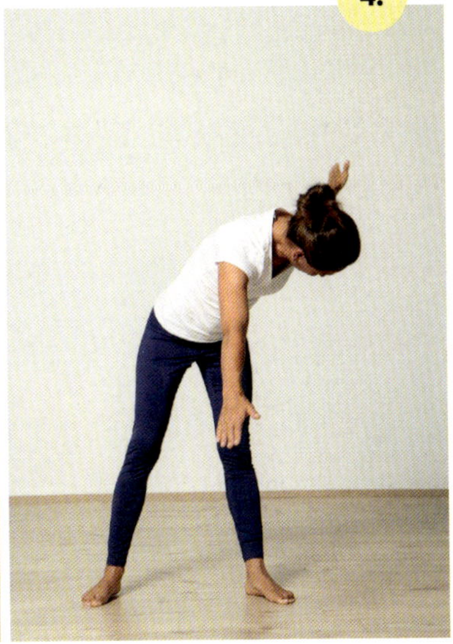

5.

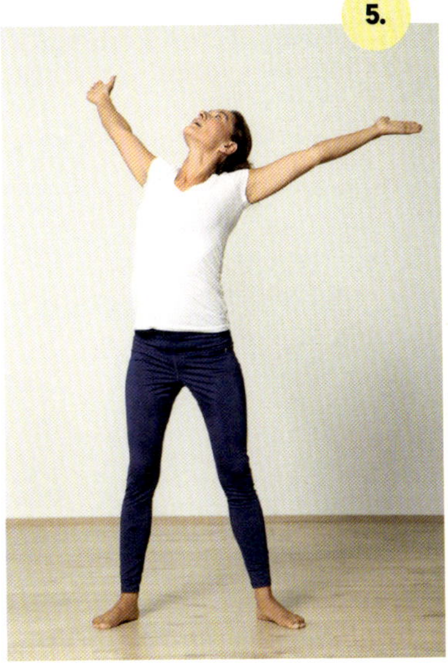

6.

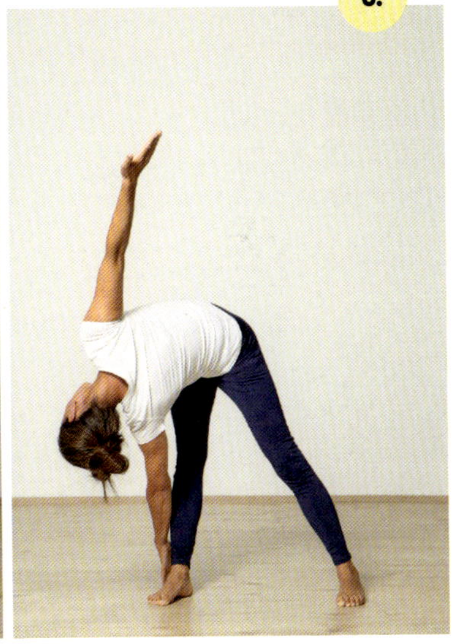

14. Übung: An der Wand

Viele von Ihnen könnten nun denken, dies sei die unwichtigste Übung, da sie ganz am Schluss steht. Genau das Gegenteil ist der Fall! Für diese Übung benötigen Sie weder Decke noch Yogamatte, nur eine freie Wand oder eine Türe. Sie können diese Übung überall, auch auf Reisen im Zug, im Flugzeug oder auch im Hotel problemlos durchführen. Ihr Rücken und Ihr Gleichgewicht werden es Ihnen danken.

- Stellen Sie sich mit hüftbreit auseinandergestellten parallelen Füßen 5 cm von der Wand entfernt auf.
- Spüren Sie über den Scheitelpunkt (Kronenchakra) in den Himmel, der Unterkiefer ist locker, das Kinn zeigt leicht nach unten, der Nacken ist gedehnt.
- Entspannen Sie das obere Dantien zwischen den Augenbrauen.
- Atmen Sie langsam und ruhig durch die Nase ein und aus.
- Versuchen Sie, Ein- und Ausatem anfangs gleich lang zu machen; danach können Sie langsam den Ausatem um ein X-Faches verlängern.
- Spüren Sie Ihre dreidimensionale Atemdruckwelle aus dem unteren Dantien (Zinnoberpunkt 4 Finger unterhalb des Nabels).
- Lehnen Sie nun Ihre gesamte Wirbelsäule, den Kopf und beide Arme – weit geöffnet mit dem Daumen nach oben – an die Wand. Die gesamte Wirbelsäule muss an der Wand aufliegen, der Kopf darf später nachfolgen. **(1)**
- Öffnen Sie die Knie und beugen Sie diese so weit wie nötig nach unten, so dass die Knie genau über der Mitte Ihres Fußes stehen **(2)**. Das Gewicht liegt zu 60 % auf Ihren Fersen.
- Ziehen Sie nun 3 × alle Zehen unter den Fuß – dies öffnet die sprudelnde Quelle, und frische Energie kann aus der Erde in Sie eintreten, und verbrauchte Energie kann abfließen.
- Spüren Sie tief vom Kopf über den gesamten Rücken Ihre Wurzeln in der Erde und verankern Sie sich ebenso weit und hoch im Himmel, so können Sie dem Zentralkanal vor der Wirbelsäule nachspüren.
- Lächeln Sie und atmen Sie langsam und tief durch die Nase ein- und aus.

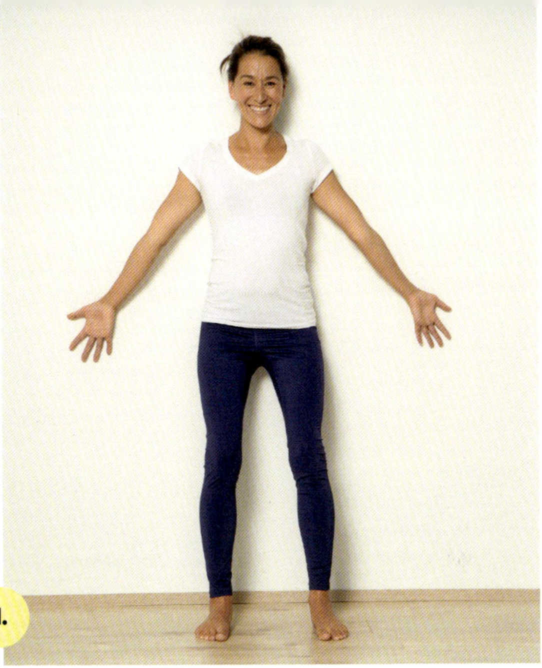

1.

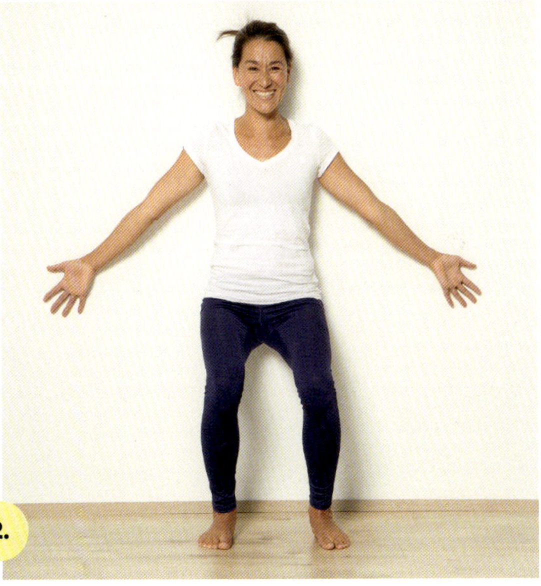

2.

Das **15-Minuten-**Programm

Wie schon erklärt, sind die tibetischen Atemreinigungsübungen die ideale Vorbereitung für das 15-Minuten-Programm. Ansonsten empfehle ich mindestens drei tiefe, ruhige Atemzüge vor Beginn der Übungen.

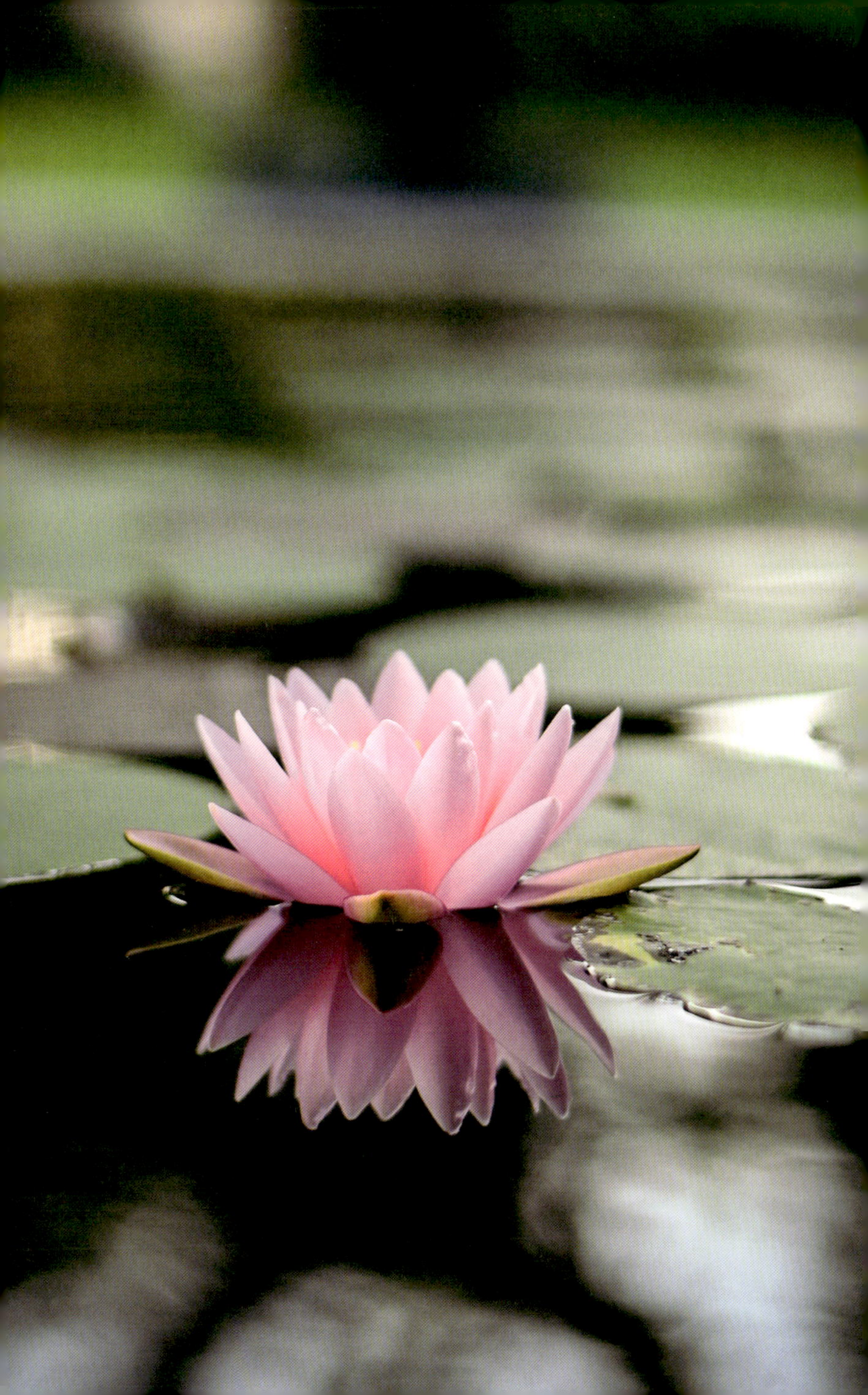

Das Erkennen der eigenen **Grenzen**

So bereiten Sie sich vor

Die folgenden Übungen werden ausschließlich im Liegen durchgeführt, empfehlenswert ist eine Decke oder Yogamatte, bei schönem Wetter können sie auch in der freien Natur gemacht werden. Angenehme Raumtemperatur bzw. Außentemperatur und bequeme Kleidung (atmungsaktiv, achten Sie darauf, dass kein Hosenbund oder Gummi einschneidet) sind erforderlich. Um in einen tieferen Entspannungszustand zu kommen, können Sie auch Ihre Lieblingsmusik hören. Ich empfehle, immer dieselbe Musik zu verwenden, da Sie nach einigen Übungssequenzen automatisch bei den ersten Klängen in einen tieferen Entspannungszustand eintreten.

Sollten beim Üben die Außenkanten der Füße oder die Zehen den Boden nicht berühren, so bedenken Sie immer, der Weg dahin ist das Wesentliche. Das rechtzeitige Erkennen Ihrer Schmerzgrenze trägt zu einer kontinuierlichen Verbesserung Ihres Zustands bei.

Bei akuten Schmerzen tasten Sie sich während des Übens vorsichtig an Ihre Schmerzgrenze und üben Sie eine Woche lang täglich die 2. Übung, bis Sie eine Verbesserung festgestellt haben. Erst dann beginnen Sie mit dem restlichen Übungsablauf. Achten Sie in jeder Position auf Ihren Fluss des Atems. Sollte dieser nur leicht angehalten werden, ist das für Sie ein Alarmzeichen, weniger zu drehen und die Übung etwas zurückzunehmen. Es könnte sonst zu schmerzhaften Blockaden kommen.

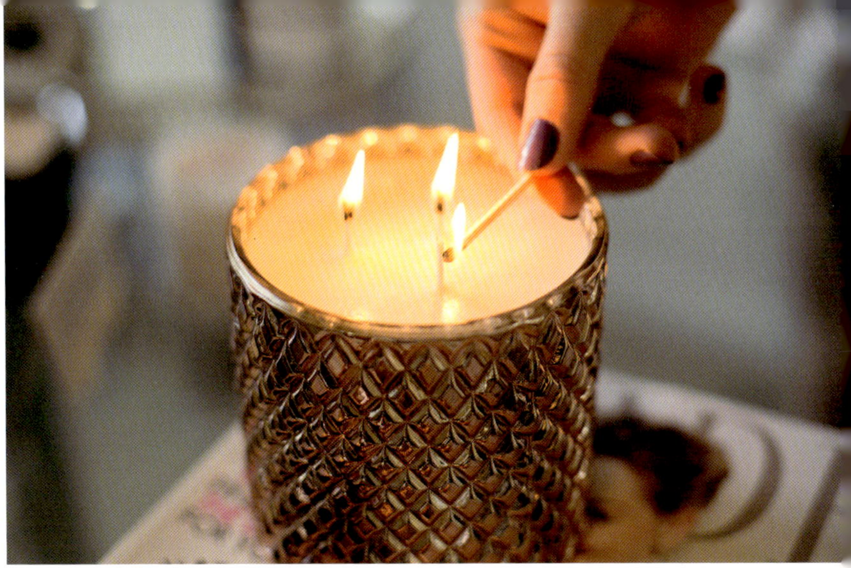

Eine angenehme Atmosphäre mit Kerzen und schöner Musik unterstützt Sie beim Entspannen.

- Legen Sie sich auf den Rücken.
- Werden Sie sich von Kopf über Schulter, Arme, Hände, Brust und Beckenbereich, Oberschenkel, Waden, Ferse der Berührung Ihres Körpers mit dem Boden bewusst.
- Die Arme liegen ausgestreckt neben dem Oberkörper, mit dem Handrücken auf dem Boden, die Daumen nach außen gedreht.
- Entspannen Sie den Bereich zwischen den Augenbrauen. Lassen Sie die Augenlider sinken.
- Bewegen Sie die Mundwinkel sanft nach oben.
- Lassen Sie Heiterkeit in Ihrem Gesicht entstehen, in Ihrem Körper, in allen Poren. Heiterkeit strahlt aus allen Poren.
- Atmen Sie durch die Nase langsam, sanft und ruhig EIN und AUS. Halten Sie niemals während der Übungen den Atem an. Beobachten Sie Ihren Atem. Ihr Atem zeigt Ihnen, wann Sie sich überfordern. Atmen Sie immer ruhig und langsam weiter.

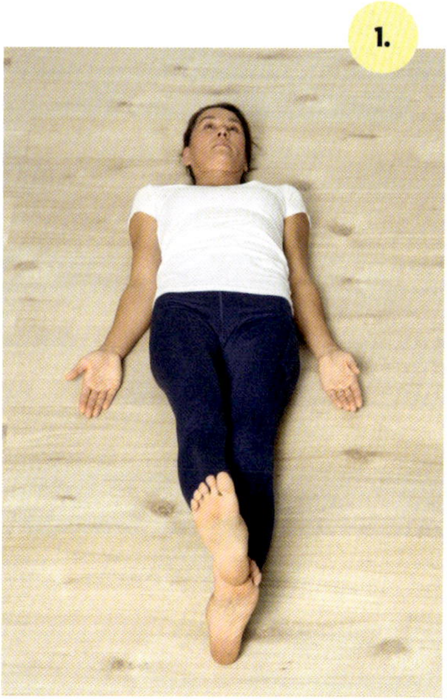

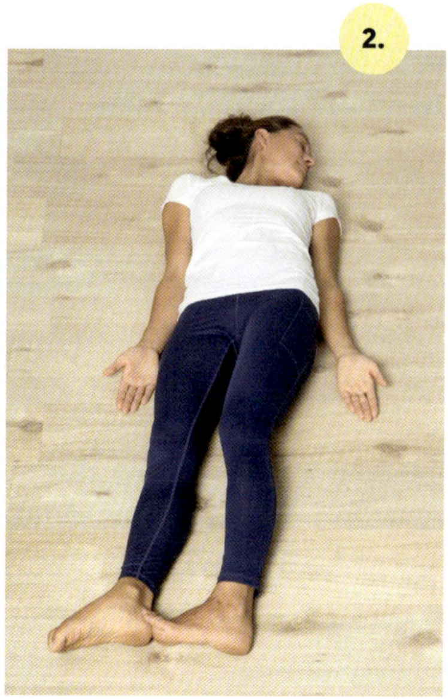

1. Übung: Kopf nach links, Füße nach rechts

- Setzen Sie die Ferse des rechten gestreckten Beines in den Zwischenraum des linken gestreckten Beines zwischen großer und zweiter Zehe **(1)**.
- Fühlen Sie die Verbindung von der linken Ferse über den Becken- und Schulterbereich über den Scheitelpunkt hinaus als eine gerade Linie.
- Drehen Sie nun den Kopf gleichzeitig, aber entgegengesetzt zur Lendenwirbelsäule mit den Füßen. Der Kopf dreht sich so weit wie möglich auf die linke Seite, Kinn nach unten, Nacken gedehnt. Rumpf, Beine und Füße werden nach rechts gedreht. Das Becken darf sich dabei vom Boden lösen.
- Versuchen Sie, mit der kleinen Zehe und der Außenkante des rechten Fußes den Boden zu berühren. **(2)**

3.

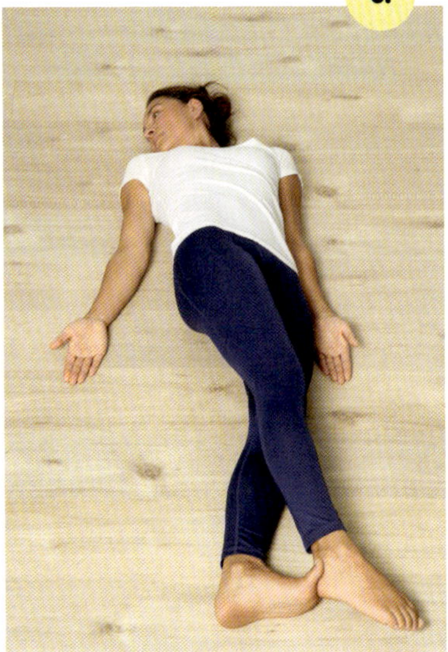

4.

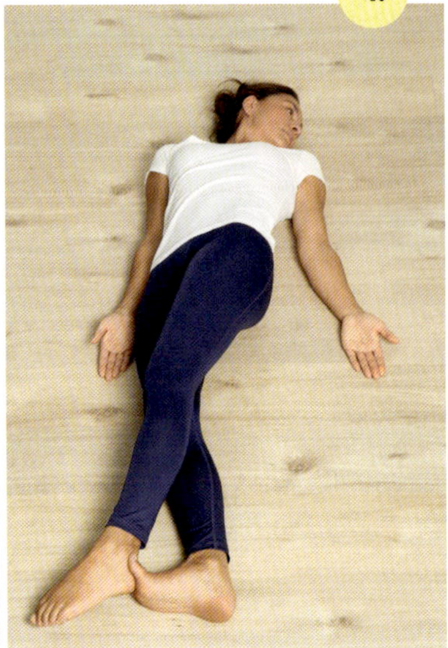

- Verharren Sie anfangs mindestens einen Atemzug lang in dieser Position. Beachten Sie, dass Sie sich sanft Ihrer Schmerzgrenze annähern und nicht darüber hinausgehen.
- Spüren Sie dem Bogen Ihrer Spirale von der großen Zehe bis über den Scheitel nach.
- Drehen Sie sich langsam zur anderen Seite. Kopf so weit wie möglich nach rechts, Kinn nach unten, Nacken gedehnt.
- Versuchen Sie, mit der rechten großen Zehe den Boden zu berühren. Das Becken darf sich dabei vom Boden lösen.
- Verharren Sie anfangs in dieser Position mindestens einen Atemzug lang. Spüren Sie dem Bogen Ihrer Spirale von der großen Zehe bis über den Scheitel nach.
- Wiederholen Sie das mindestens zweimal.

Variante: Kopf nach rechts, Füße nach links

- Setzen Sie die Ferse des linken gestreckten Beines in den Zwischenraum des rechten gestreckten Beines zwischen großer und zweiter Zehe.
- Fühlen Sie die Verbindung von der rechten Ferse über den Becken- und Schulterbereich über den Scheitelpunkt hinaus als eine gerade Linie.
- Drehen Sie nun den Kopf gleichzeitig, aber entgegengesetzt mit den Füßen. Der Kopf dreht sich so weit wie möglich auf die rechte Seite, Kinn nach unten, Nacken gedehnt. Rumpf, Beine und Füße werden nach links gedreht. Das Becken darf sich dabei vom Boden lösen.
- Versuchen Sie, mit der kleinen Zehe und der Außenkante des linken Fußes den Boden zu berühren. **(3)**
- Verharren Sie anfangs mindestens einen Atemzug lang in dieser Position. Beachten Sie, dass Sie sich sanft Ihrer Schmerzgrenze annähern und nicht darüber hinausgehen. Spüren Sie dem Bogen Ihrer Spirale von der großen Zehe bis über den Scheitel nach.
- Drehen Sie sich langsam zur anderen Seite.
- Kopf so weit wie möglich nach links, Kinn nach unten, Nacken gedehnt.
- Versuchen Sie, mit der linken großen Zehe den Boden zu berühren. Das Becken darf sich dabei vom Boden lösen. **(4)** Verharren Sie anfangs in dieser Position mindestens einen Atemzug lang.
- Spüren Sie dem Bogen Ihrer Spirale von der großen Zehe bis über den Scheitel nach.
- Wiederholen Sie das mindestens zweimal. Nach mehrwöchigem Üben könnten Sie versuchen, sich in die Natur einer Schlange zu versetzen und sich ganz geschmeidig in Ihrem Rhythmus sich hin- und herbewegen.

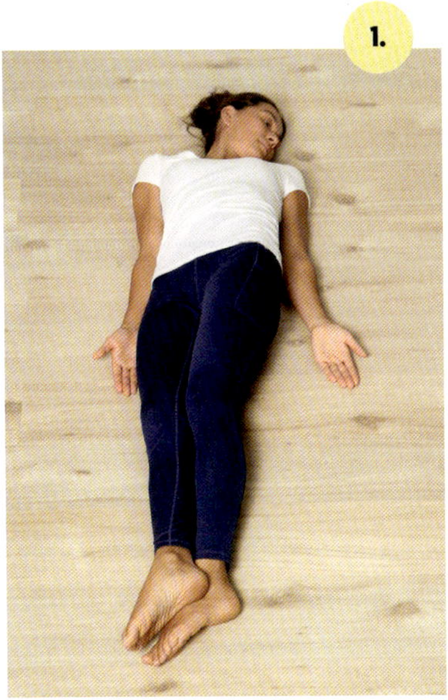

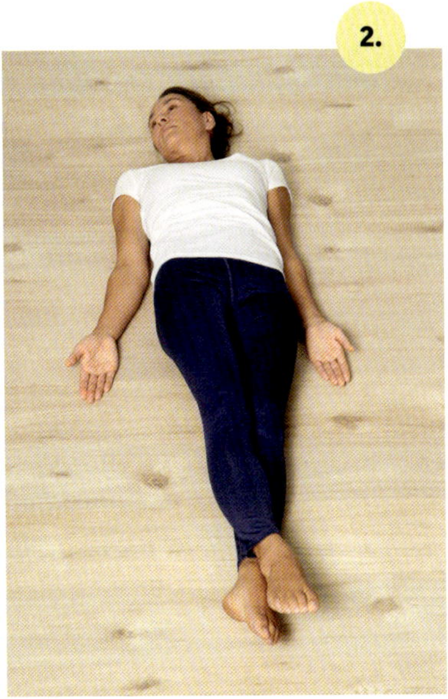

2. Übung: Kopf nach links, Füße nach rechts

- Schlagen Sie das rechte gestreckte Bein über das linke.
- Fühlen Sie die Verbindung von der linken Ferse über den Becken- und Schulterbereich über den Scheitelpunkt hinaus als eine gerade Linie.
- Drehen Sie nun den Kopf gleichzeitig, aber entgegengesetzt mit den Füßen. Der Kopf dreht sich so weit wie möglich auf die linke Seite, Kinn nach unten, langer Nacken. Beine und Füße werden nach rechts gedreht. Das Becken darf sich dabei vom Boden lösen.
- Versuchen Sie, mit der großen Zehe des linken Fußes den Boden zu berühren.

Verharren Sie anfangs mindestens einen Atemzug lang in dieser Position. **(1)** Beachten Sie, dass Sie sich sanft Ihrer Schmerzgrenze annähern und nicht darüber hinausgehen. Spüren Sie dem Bogen Ihrer Spirale von der großen Zehe bis über den Scheitel nach.

- Drehen Sie sich langsam zur anderen Seite. Kopf so weit wie möglich nach rechts, Kinn nach unten, Nacken lang und gedehnt. **(2, S. 71)**
- Versuchen Sie, mit der großen Zehe des rechten Fußes den Boden zu berühren. Das Becken darf sich dabei vom Boden lösen.
- Verharren Sie in dieser Position mindestens einen Atemzug. Spüren Sie dem Bogen Ihrer Spirale von der großen Zehe bis über den Scheitel nach.
- Wiederholen Sie das mindestens zweimal.

Variante: Kopf nach rechts, Füße nach links
- Schlagen Sie das linke gestreckte Bein über das rechte.
- Fühlen Sie die Verbindung von der rechten Ferse über den Becken- und Schulterbereich über den Scheitelpunkt hinaus als eine gerade Linie.
- Drehen Sie nun den Kopf gleichzeitig, aber entgegengesetzt mit den Füßen. Der Kopf dreht sich so weit wie möglich auf die rechte Seite, Kinn nach unten, langer Nacken. Rumpf, Beine und Füße werden nach links gedreht. Das Becken darf sich dabei vom Boden lösen.
- Versuchen Sie, mit der großen Zehe des rechten Fußes den Boden zu berühren.
- Verharren Sie anfangs mindestens einen Atemzug lang in dieser Position. Beachten Sie, dass Sie sich sanft Ihrer Schmerzgrenze annähern und nicht darüber hinausgehen.
- Spüren Sie dem Bogen Ihrer Spirale von der großen Zehe bis über den Scheitel nach.
- Drehen Sie sich langsam zur anderen Seite. Kopf so weit wie möglich nach links, Kinn nach unten, Nacken lang und gedehnt.
- Versuchen Sie, mit der großen Zehe des linken Fußes den Boden zu berühren. Das Becken darf sich dabei vom Boden lösen.
- Verharren Sie anfangs in dieser Position mindestens einen Atemzug lang. Spüren Sie dem Bogen Ihrer Spirale von der großen gestreckten Zehe bis über den Scheitel nach.
- Wiederholen Sie das mindestens zweimal.

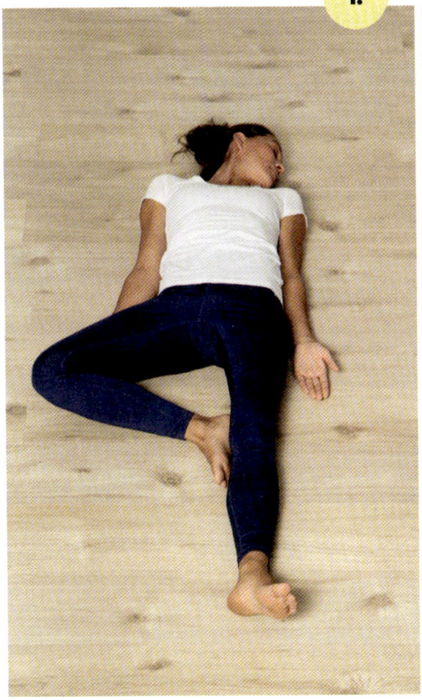

1.

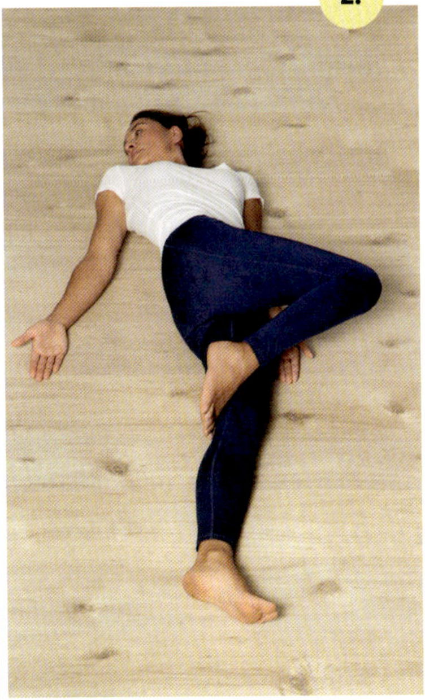

2.

3. Übung: Kopf nach links, rechtes Bein anwinkeln, rechter Fuß an die Innenseite Ihres linken Knies

- Stellen Sie Ihr angewinkeltes rechtes Bein mit dem Fuß neben das linke Knie **(1)**, danach drehen Sie das angewinkelte Bein über Ihr linkes ausgestrecktes Bein zur linken Seite auf den Boden.
- Drehen Sie Ihren Kopf synchron nach rechts, Kinn nach unten, Nacken lang und gedehnt. **(2)**
- Spüren Sie der Dehnung Ihrer Wirbel nach.
- Verharren Sie in dieser Position mindestens einen Atemzug lang. Kommen Sie langsam wieder in Ihre Ausgangsposition zurück. Wiederholen Sie das mindestens zweimal.

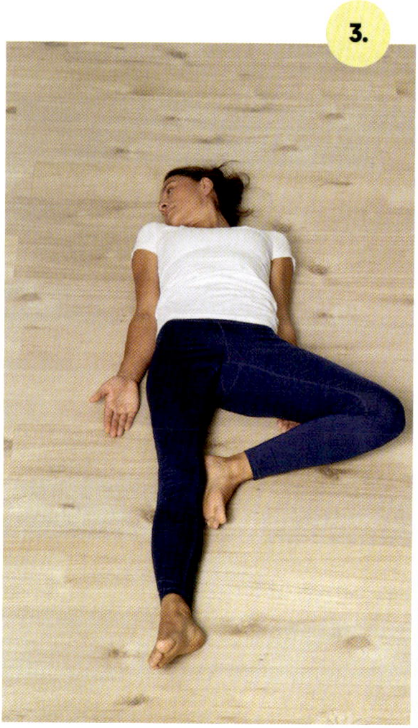

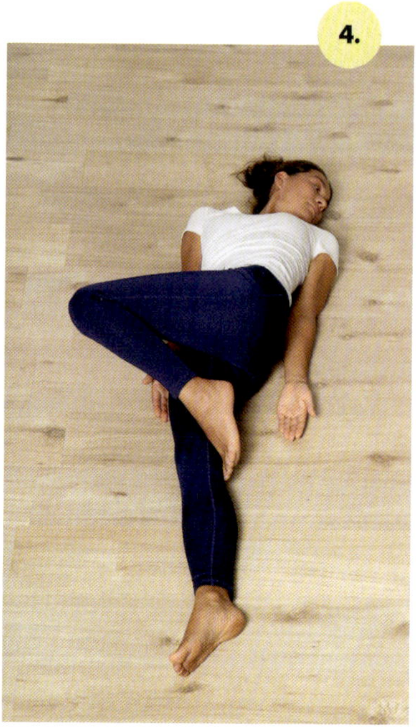

Variante: Kopf nach rechts, linkes angewinkeltes Bein an die Innenseite Ihres rechten Knies

- Stellen Sie Ihr angewinkeltes linkes Bein mit dem Fuß neben das rechte Knie **(3)**, danach drehen Sie das angewinkelte Bein über Ihr rechtes ausgestrecktes Bein zur rechten Seite auf den Boden.
- Drehen Sie Ihren Kopf synchron nach links, Kinn nach unten, Nacken lang gedehnt.
- Spüren Sie der Dehnung Ihrer Wirbel nach. **(4)**
- Verharren Sie in dieser Position mindestens einen Atemzug lang. Kommen Sie langsam wieder in Ihre Ausgangsposition zurück. Wiederholen Sie das mindestens zweimal.

4. Übung: Beide Beine anwinkeln, Oberschenkel so nah wie möglich an den Bauch

- Winkeln Sie beide Beine an und umfassen Sie mit Ihren Händen jeweils ein Knie. **(1)**
- Drehen Sie beide angewinkelten Beine auf die rechte Seite, Kopf nach links, Nacken lang.
- Verharren Sie in dieser Position mindestens einen Atemzug lang. Drehen Sie beide angewinkelten Beine über die Mitte auf die andere Seite, Kopf nach rechts, Nacken lang. **(2)**
- Verharren Sie in dieser Position mindestens einen Atemzug lang. Wiederholen Sie dies mindestens sechsmal.

1.

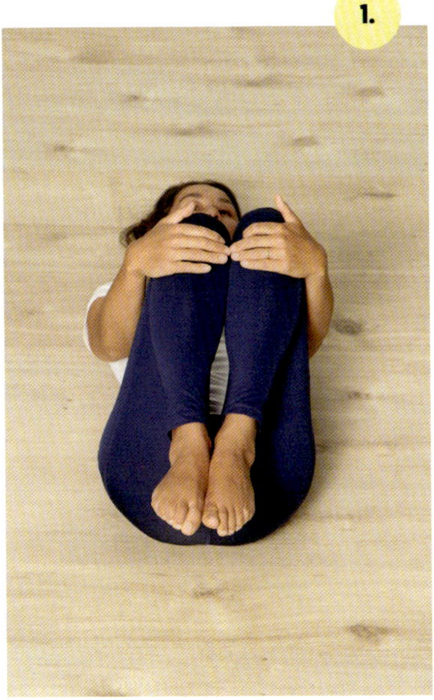

2.

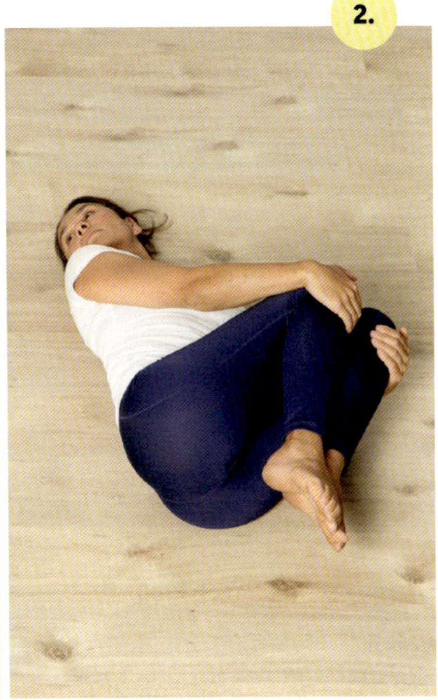

5. Übung: Beine ausgestreckt, Füße entspannt nach außen

- Legen Sie sich auf den Rücken. Legen Sie beide Hände unter Becken und Lendenwirbelsäule, mit beiden Daumen berühren Sie Ihr Kreuz- und Steißbein. **(1)**
- Atmen Sie tief ein.
- Während Sie nun die Luft anhalten, drücken Sie Ihre Lendenwirbelsäule (fünf Lendenwirbel, Kreuzbein, Steißbein) durch die zwei Zeigefinger Ihrer Hände auf den Boden, d. h., der gesamte untere Rücken wird lang nach unten gedehnt. **(2)**.
- Atmen Sie langsam aus.
- Wiederholen Sie dies mindestens sechsmal.
- Wenn möglich, entspannen Sie nach diesen Übungen mindestens genauso lange in Rückenlage, wie diese Übungen gedauert haben. **(3)**

1.

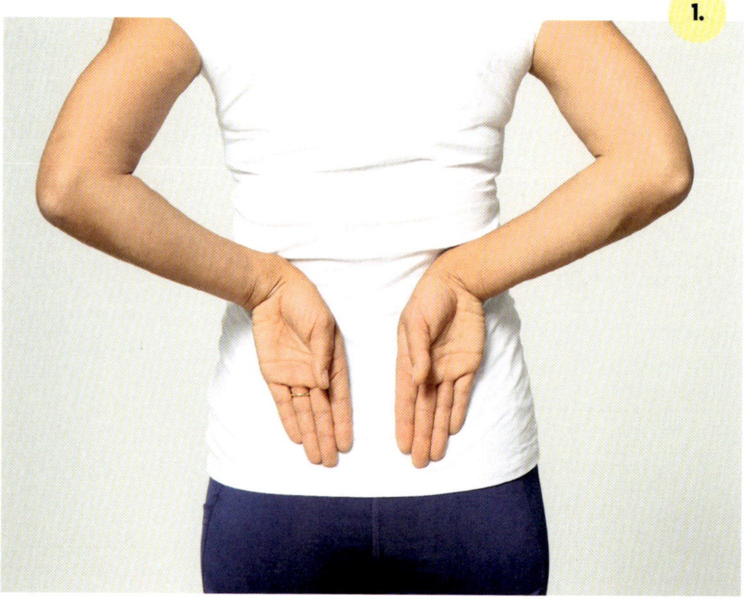

2.

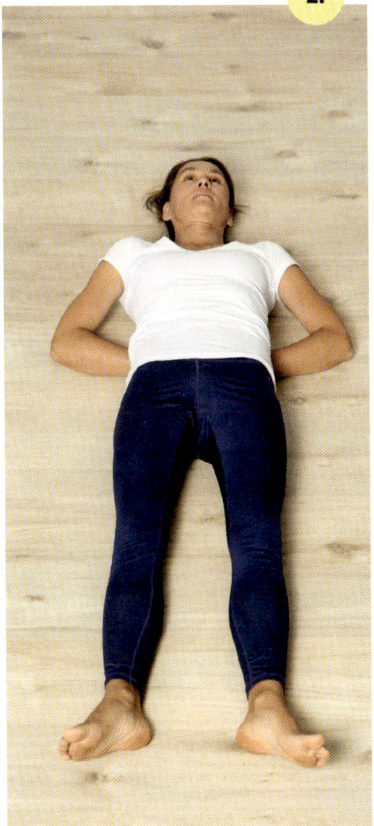

3.

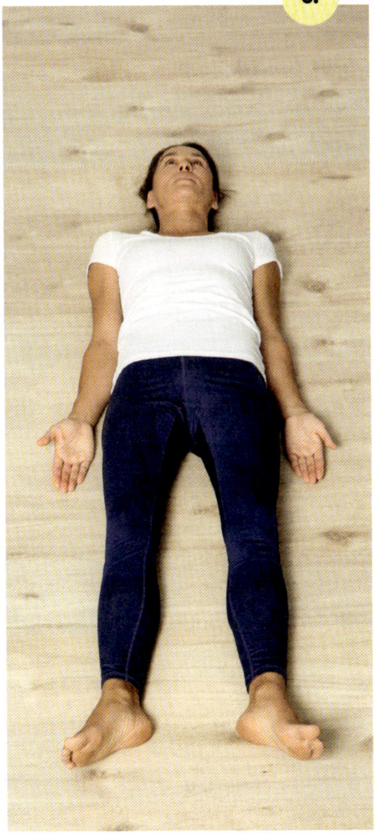

Rücken-**schwimmen**

Durch das Element Wasser wird die Schwerkraft aufgehoben. Es kann zu keinen Überbelastungen bzw. Überdehnungen kommen. Im Wasser wird die gesamte Muskulatur des Menschen gleichmäßig und harmonisch ganzheitlich trainiert.

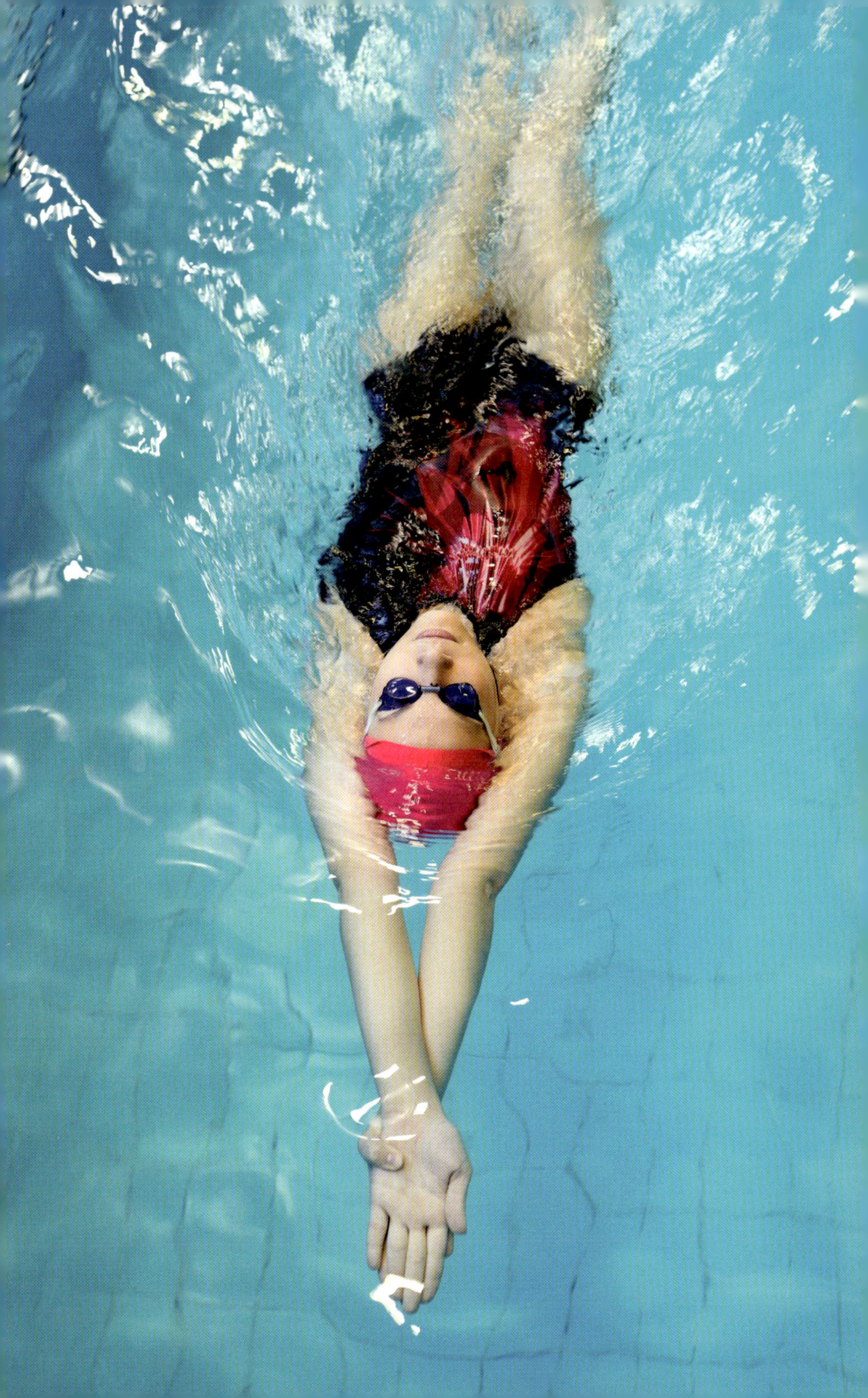

Im **Wasser** verschwinden die Schmerzen

Die Vorbereitungen

Für Menschen mit Rückenbeschwerden stellt das Wasser deshalb eine einzigartige Hilfe im Gesundungsprozess dar. Die Schmerzen sind durch das Aufheben der Schwerkraft nicht mehr wahrnehmbar. Und falsche Bewegungen sind ausgeschlossen im Wasser. Deshalb sind die nachfolgenden Rückenschwimmübungen die perfekte Ergänzung zu dem 15-Minuten-Programm.

Neunzig Prozent der Menschen haben allerdings große Schwierigkeiten, sich dem Wasser anzuvertrauen und die Rückenlage einzunehmen. Die meisten hängen im Wasser, als würden sie auf einem Sofa sitzen, das entsteht durch Angst und mangelndes Vertrauen. Dies kann man heute mit sogenannten Schwimmnudeln und Trainingsboards leicht aufheben.

Haben Sie Schwierigkeiten, sich im Wasser auf den Rücken zu legen, beginnen Sie langsam, sich in diese Position zu begeben.

Anfangs können Sie je zwei Schwimmnudeln im Nacken und in den Kniekehlen verwenden und spielerisch umherpaddeln. Um die gewünschte gestreckte Rückenposition zu erlangen, nehmen Sie dann ein Trainingsboard unter den Kopf und eines unter die Lendenwirbelsäule.

Beginnen Sie eine langsame Rückenkraul-Beinbewegung, d.h., die Beine sind leicht nach innen gedreht, die Hüfte, Knie und Knöchel bewegen sich spielerisch, die lockeren Füße wirken als Paddel. Vergessen Sie dabei

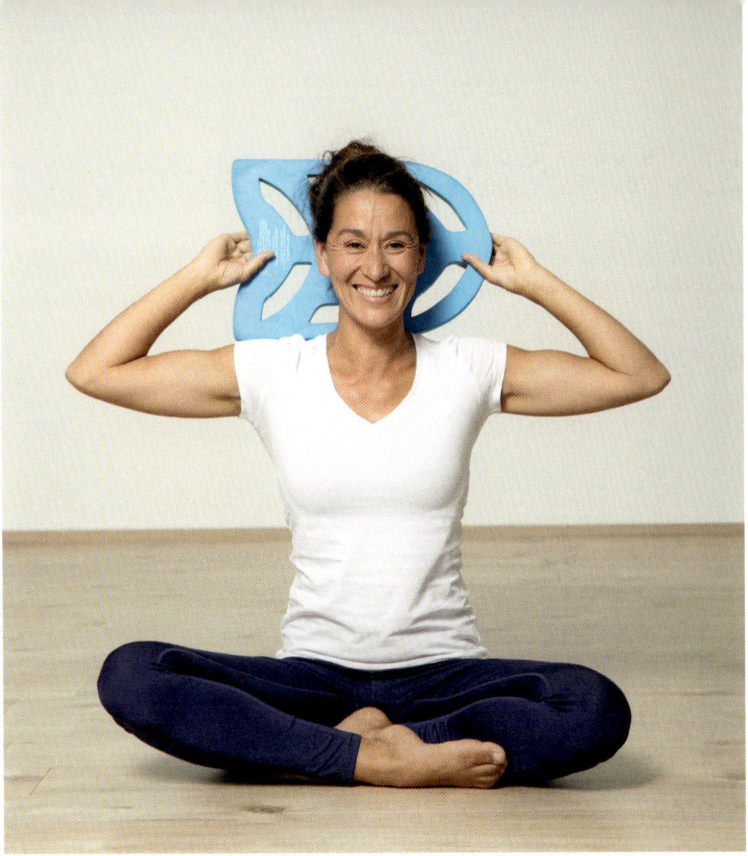

Liegen Sie stabil im Wasser, nehmen Sie das Board mit angewinkelten Armen unter Ihren Kopf und machen Sie Rückenkraul-Bewegungen mit den Beinen.

nicht, langsam und regelmäßig ein- und auszuatmen. Hierzu benötigen Sie eine gewisse Körperspannung vom Kopf bis in die Fußspitzen.

Wenn Sie eine stabile Rückenlage auch ohne das Brett in der Lendenwirbelsäule erreicht haben, nehmen Sie das Trainingsboard mit angewinkelten Armen unter Ihren Kopf und machen Sie dazu wieder die Rückenkraul-Bewegung der Beine. Nach mehrmaligem Üben dieser Position halten Sie

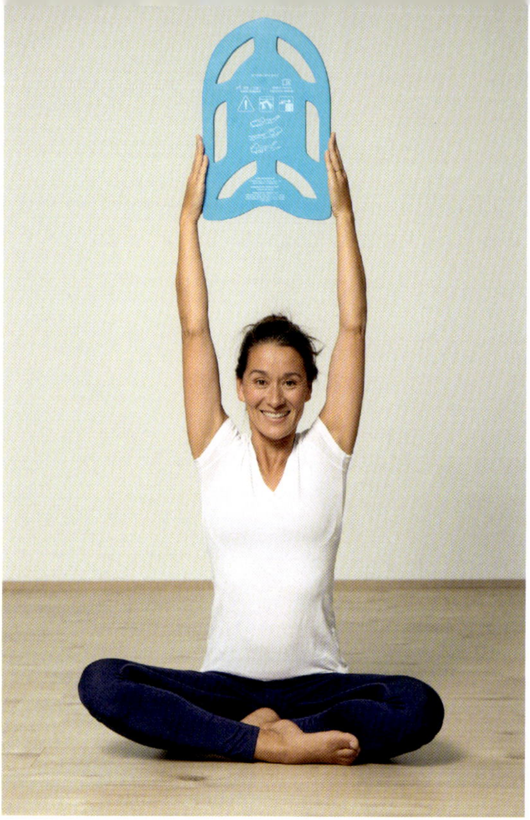

Fortgeschrittene nehmen das Board mit gestreckten Armen über den Kopf und machen dazu die Rückenkraul-Bewegung der Beine.

das Trainingsboard dann mit gestreckten Ellbogen und Armen und machen dazu die Rückenkraul-Bewegung der Beine.

Wenn Sie dies ohne Wasser zu schlucken und unterzugehen können, ist es Zeit, mit den Übungen zu beginnen.

Üben Sie die nun folgenden sechs verschiedenen Armpositionen zunächst im Sitzen (ohne ins Hohlkreuz auszuweichen) und erst dann im Wasser. Schwimmen Sie mit jeder Armhaltung zwei Bahnen Rückenkraul, d.h., Sie paddeln mit Ihrer aktivierten Körperspannung und leicht nach innen gedrehten Beinen. Achten Sie auf lockere, entspannte Füße.

1. Übung: Flechtgriff – gestreckte Rückenlage im Wasser, Kraul-Beinschlag. Falten Sie die Hände (evangelisch beten)

- Strecken Sie die Arme über den Kopf, Ellbogen durchgedrückt, Oberarme hinter den Ohren.
- Diese und die nun folgenden Übungen können Sie auch zwischendurch zur Erfrischung und Dehnung im Büro auf einem Stuhl üben.

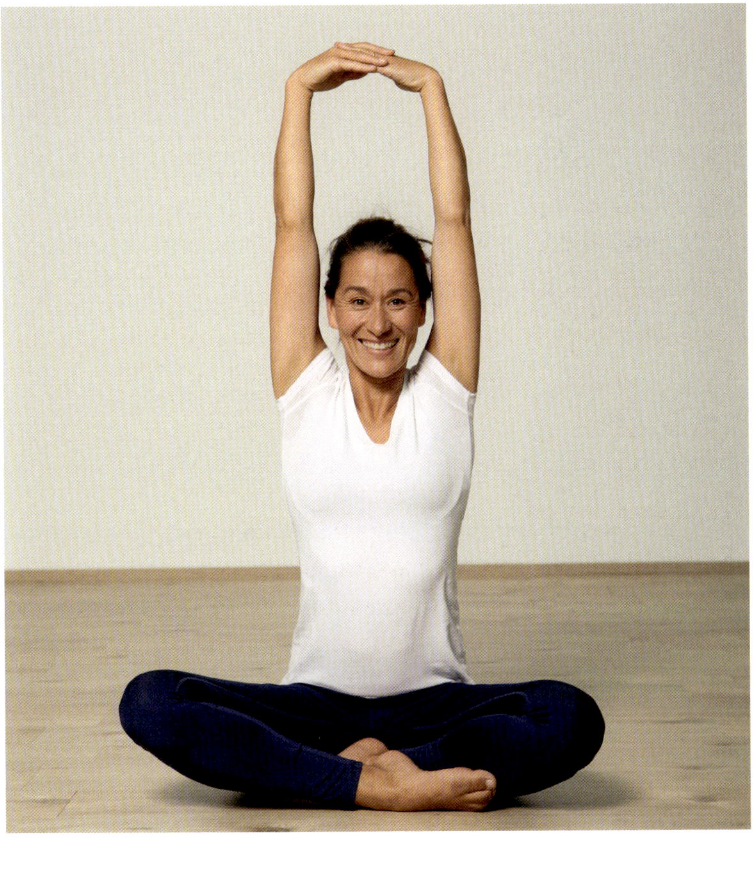

2. Übung: Umgekehrter Flechtgriff – gestreckte Rückenlage im Wasser, Kraul-Beinschlag

Falten Sie die Hände wie bei der vorigen Übung und drehen Sie die Handflächen nach außen [zur Decke bzw. zum Beckenrand].

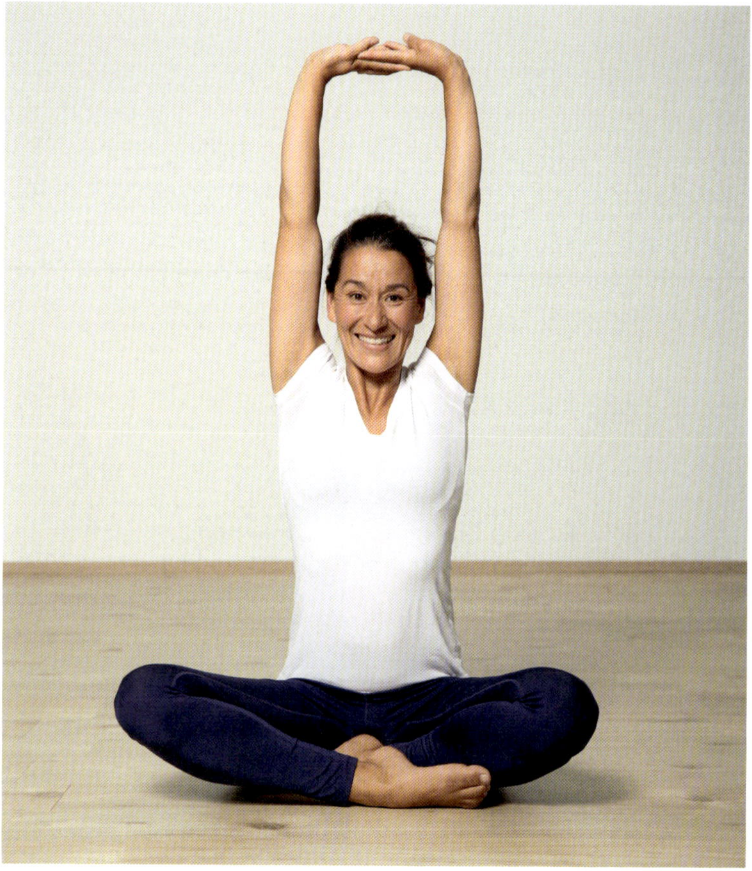

3. Übung: Ellbogen fassen – gestreckte Rückenlage im Wasser, Kraul-Beinschlag

Umfassen Sie mit beiden Händen Ihre Ellbogen und dehnen Sie wieder Ihre Oberarme hinter die Ohren.

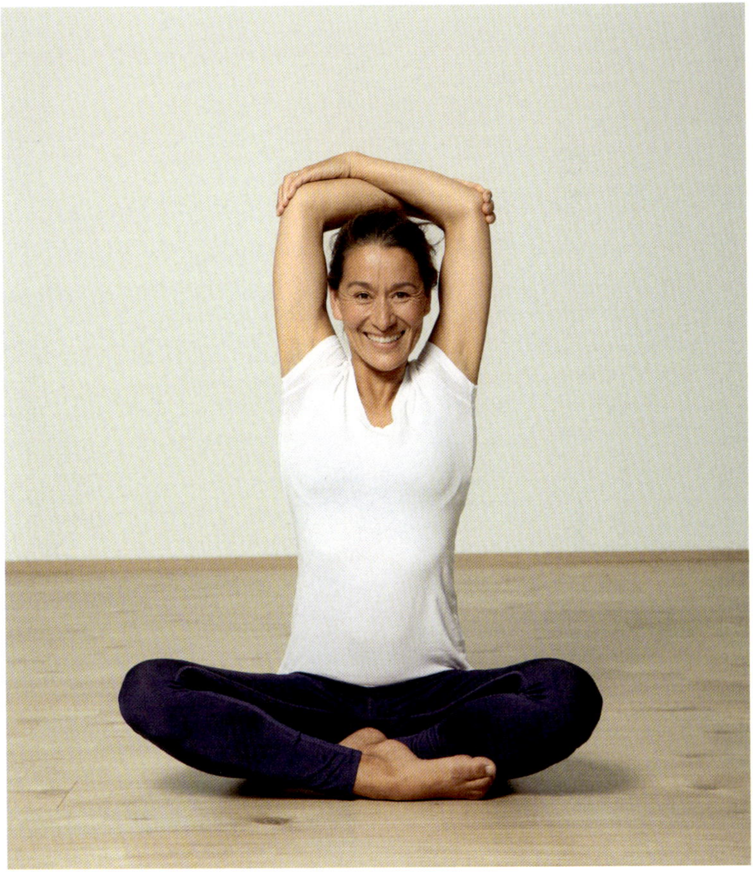

4. Übung: Arme verschränken – gestreckte Rückenlage im Wasser, Kraul-Beinschlag

Verschränken Sie die gestreckten Arme, indem Sie die Handflächen verschränkt übereinanderlegen.

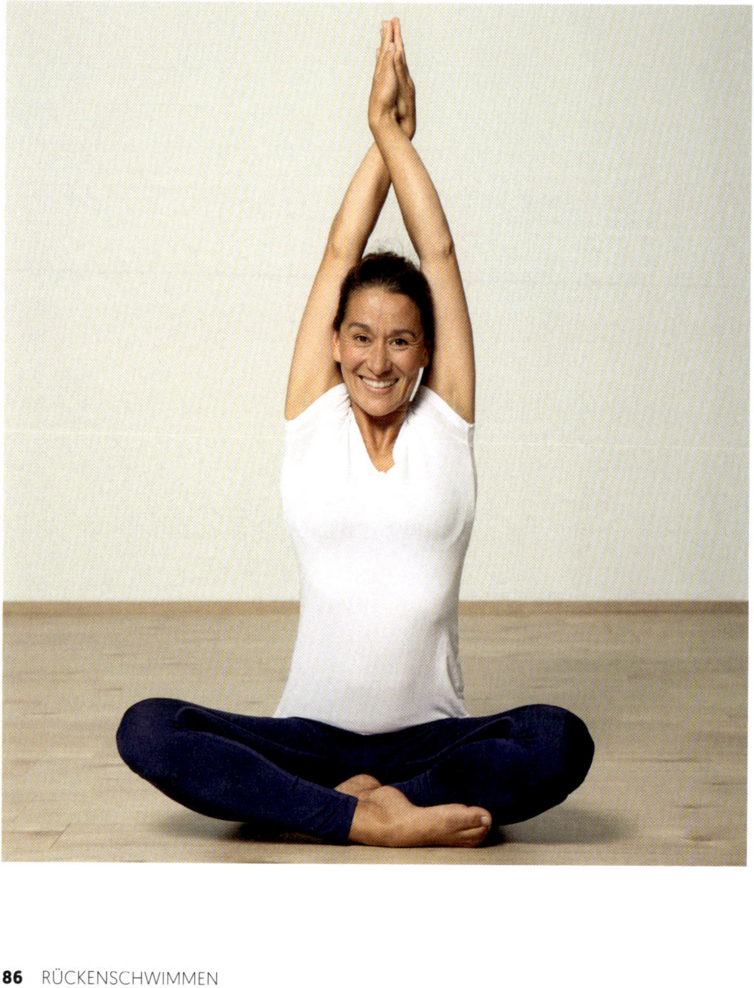

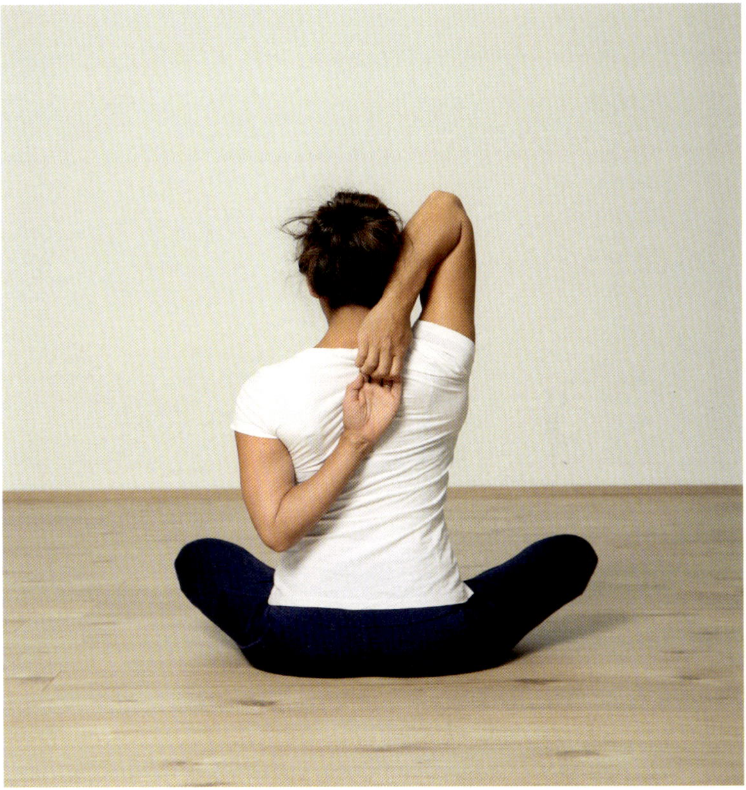

5. Übung: Gefasste Hände hinter dem Rücken – gestreckte Rückenlage im Wasser, Kraul-Beinschlag

- Fassen Sie hinter Ihrem Rücken mit der rechten Hand von oben Ihre linke Hand von unten. Falls Sie es nicht schaffen, bedenken Sie wieder: Der Weg dahin ist das Ziel.
- Wechseln Sie nach einer Bahn die Arme.

Wirksame **Gesundheits-tipps**

Die folgenden Tipps und Empfehlungen sind von mir seit Jahrzehnten selbst erprobt. Insbesondere das Trinken von drei Gläsern Wasser noch vor dem Frühstück erzielt schon nach kürzester Zeit erstaunliche Verbesserungen.

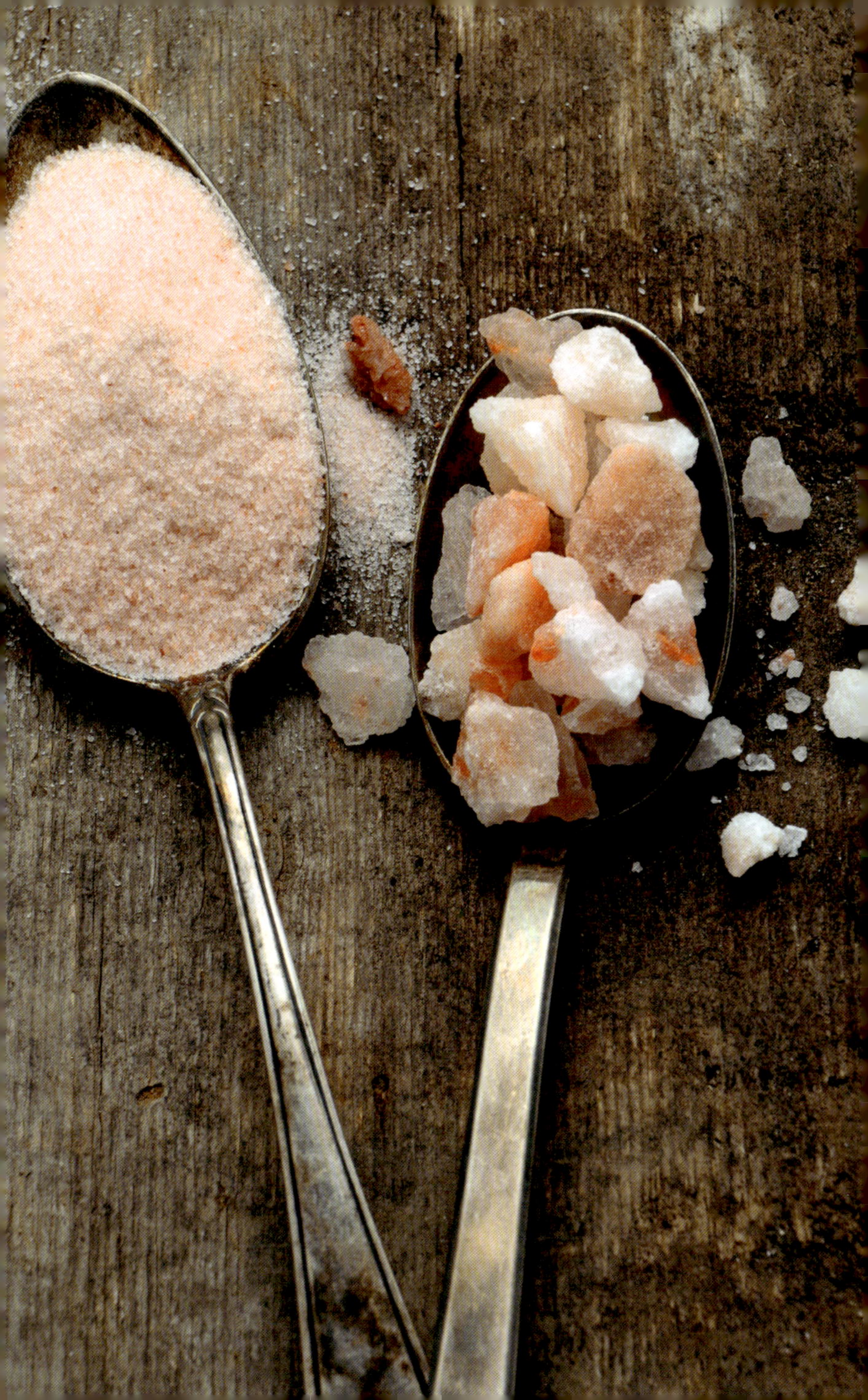

Eine bewusste Ernährung unterstützt die **Heilung**

Drei Tassen heißes Wasser täglich

Es mag lächerlich klingen, doch das, was nichts kostet, wird bei uns im Westen oft nicht wertgeschätzt. In den drei östlichen Medizinsystemen, Ayurveda, Tibetische Medizin und Traditionelle Chinesische Medizin, wird auf die Wichtigkeit der täglichen Einnahme von gekochtem, heißem Wasser hingewiesen.

Auch in der schamanischen Tradition hat das Wasser eine große Bedeutung. Ebenso auch für die Heilerin Sree Chakravarti, bei der das Wasser die Basis allen Heilens ist.

Zum großen Ärger der Hoteliers hat sich bei all ihren Workshops der Alkoholkonsum sehr reduziert. Vielleicht lag es an der Eindrücklichkeit, mit der Sree Chakravarti das Trinken von heißem Wasser erklärte. Sie sagte: »Wer will schon seine weiße Unterwäsche mit Kräutertee waschen! Was für eine Farbe würde dabei herauskommen. Und das wollt ihr euren Organen zumuten!«

Auch Mineralwasser wurde von ihr abgelehnt, und ihr Ratschlag lautete: »Trinkt lieber das Wasser aus der Leitung. Noch ist das Wasser umsonst. Nützt es, solange das noch möglich ist. Seid dankbar dafür, weil das Wasser aus der Leitung viel gesünder ist.«

Der größte therapeutische Erfolg lässt sich mit abgekochtem heißem Wasser erzielen. Heißes Wasser nimmt alle Krankheiten mit und macht beweglich. Durch das Trinken von heißem Wasser werden die eingelagerten Gifte in den Gelenken ausgeschwemmt und die Elastizität Ihrer Gelenke und Ihrer Wirbelsäule erhöht. Deshalb ist heißes Wasser für alle Menschen mit Rückenbeschwerden eigentlich ein Must.

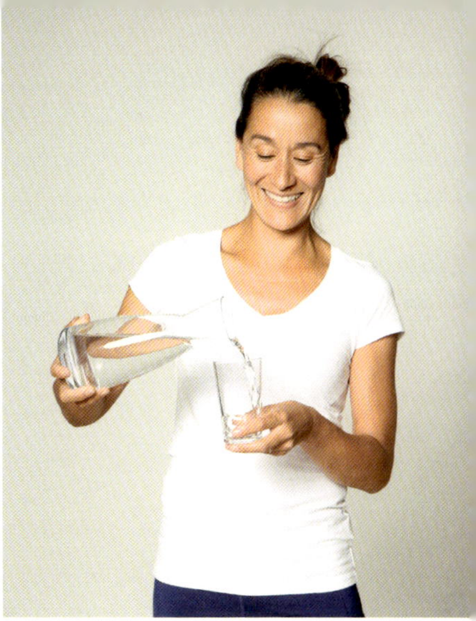

Trinken Sie täglich vor dem Frühstück drei Gläser Wasser, mit oder ohne Sole.

Beginnen Sie mit einem Glas Wasser täglich vor dem Frühstück und steigern Sie die Trinkmenge dann nach und nach auf drei Gläser.

Menschen mit hohem Blutdruck, hitzigem Temperament und heißen Füßen sollten das Wasser schon etwas abgekühlt (lauwarm) trinken, während Menschen kühlerer Natur mit der Neigung zu kalten Händen und Füßen das Wasser möglichst heiß trinken sollten.

Nach Sree Chakravarti verdaut sich ein 11 Minuten gekochtes heißes Wasser besser als Wasser aus dem Schnellkochtopf. Es lässt sich leichter schlucken.

Bei vielen Kursteilnehmern, besonders bei älteren, konnte ich bereits nach drei Wochen täglichen Übens und Trinkens faszinierende Verbesserungen der Gelenkigkeit feststellen. So unglaublich das vielleicht zunächst für Sie klingt, Sie werden es an sich selbst spüren. Trinken Sie! Prost! Um die giftausschwemmende Wirkung des Wassers noch zu verstärken, eignet sich das Einnehmen von einem Glas Solewasser und zwei Gläsern heißem Wasser täglich morgens noch vor dem Frühstück. Hierzu geben Sie 1 Teelöffel der vorbereiteten Sole-Lösung aus Lichtkristall-Brocken in ein Glas mit heißem Wasser.

Vitamin D3

Das Sonnenvitamin D hat eine Schlüsselfunktion für unsere Gesundheit. Es ist an vielen Vorgängen in unserem Körper beteiligt und wichtig für unser Immunsystem sowie für unsere Knochengesundheit. Vitamin D reguliert den Stoffwechsel und trägt zum Erhalt der normalen Muskelfunktion und zur Kräftigung der Muskulatur bei. Viele Menschen haben aber unbemerkt einen zu niedrigen Vitamin-D-Wert. Dies liegt auch daran, dass der Körper dieses Vitamin selbst bilden muss und dafür sehr viel Sonnenlicht benötigt, was in unseren Breitengraden nicht das ganze Jahr über in ausreichender Menge gewährleistet ist. Deshalb sollten Sie Vitamin D über Nahrungsergänzungsmittel zuführen, am besten in Tropfenform. Ich persönlich habe gute Erfahrungen mit Vitamin D in Tablettenform gemacht, da man dieses Präparat nur 1 × wöchentlich nehmen muss. Zur individuellen Dosierung lassen Sie sich am besten von Ihrem Arzt oder Ihrer Therapeutin beraten. Zusätzlich wird oft auch zu Vitamin K2 geraten, denn dieses stellt das Vitamin D3 im Körper besser zur Verfügung.

Kurkuma, Ingwer & Co.

Um die Gesundheit Ihrer Wirbelsäule und Ihrer Gelenke zu erhalten, sollten Sie auch auf Ihre Ernährung achten. Nehmen Sie daher möglichst oft entzündungshemmende Gewürze wie Kurkuma, Ingwer oder Kreuzkümmel zu sich – diese enthalten viele Antioxidantien, die auch wichtig für die Gelenkgesundheit sind, und lassen sich unkompliziert in Suppen, Salate o. Ä. einstreuen. Darüber hinaus sollten Sie stets frisches Obst, Gemüse und Salat in reichlicher Menge in Ihren Speiseplan integrieren. Achten Sie insbesondere auf Gemüsesorten, die der Übersäuerung entgegenwirken, wie Sauerkraut, Brokkoli, Rote Bete, Lauch oder Sellerie. Ich selbst empfehle auch gerne Steirische Kürbiskerne, denn auch sie enthalten viele Antioxidantien und versorgen den Körper mit wichtigen Nährstoffen und Vitaminen wie Magnesium und Eisen. Außerdem sind sie gut für die Gesundheit der Blase.

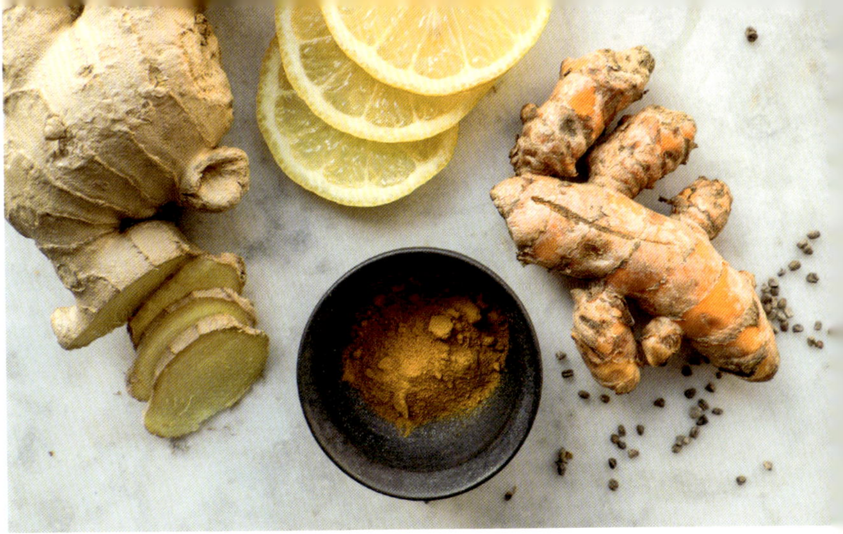

Kurkuma sollten Sie täglich in der Küche verwenden – z. B. als Pulver.

Braunhirse als Silicium-Quelle

Braunhirse ist reich an Mineralstoffen und Spurenelementen wie Magnesium, Zink, Schwefel oder Eisen und enthält viele B-Vitamine, die für die Funktion und für die Nährstoffversorgung des Körpers wichtig sind. Zusätzlich liefert Braunhirse eine hohe Menge Silicium, einen wertvollen Mineralstoff, der sich im menschlichen Körper insbesondere im Bindegewebe, in der Haut und in den Knochen findet. In 100 Gramm Braunhirse sind etwa 500 Milligramm Silicium in Form von Kieselsäure enthalten. Silicium hält das Bindegewebe elastisch und trägt zusammen mit Kalzium zur Knochen- und Gelenkgesundheit bei. Silicium ist auch ein Baustoff für die Knochendichte und hat eine hemmende Wirkung auf Entzündungen. Mit Braunhirse kann auch der Arteriosklerose sowie weiteren Herz- oder Gefäßerkrankungen vorgebeugt werden. Zur täglichen Versorgung mit Silicium bieten sich Braunhirse-Flocken oder Braunhirse-Mehl an, die ins Müsli, in Salate oder weitere Speisen eingerührt werden können. In chinesischen Krankenhäusern wird den Patienten täglich abends Hirsesuppe gereicht.

Das **Heilmantra**

Mantras sind Klänge, die in der tibetischen Tradition vielfältig eingesetzt werden, z. B. zur Heilung durch den Klang der eigenen Stimme oder zur Heilung durch den Klang eines tibetischen Lehrers bzw. Arztes.

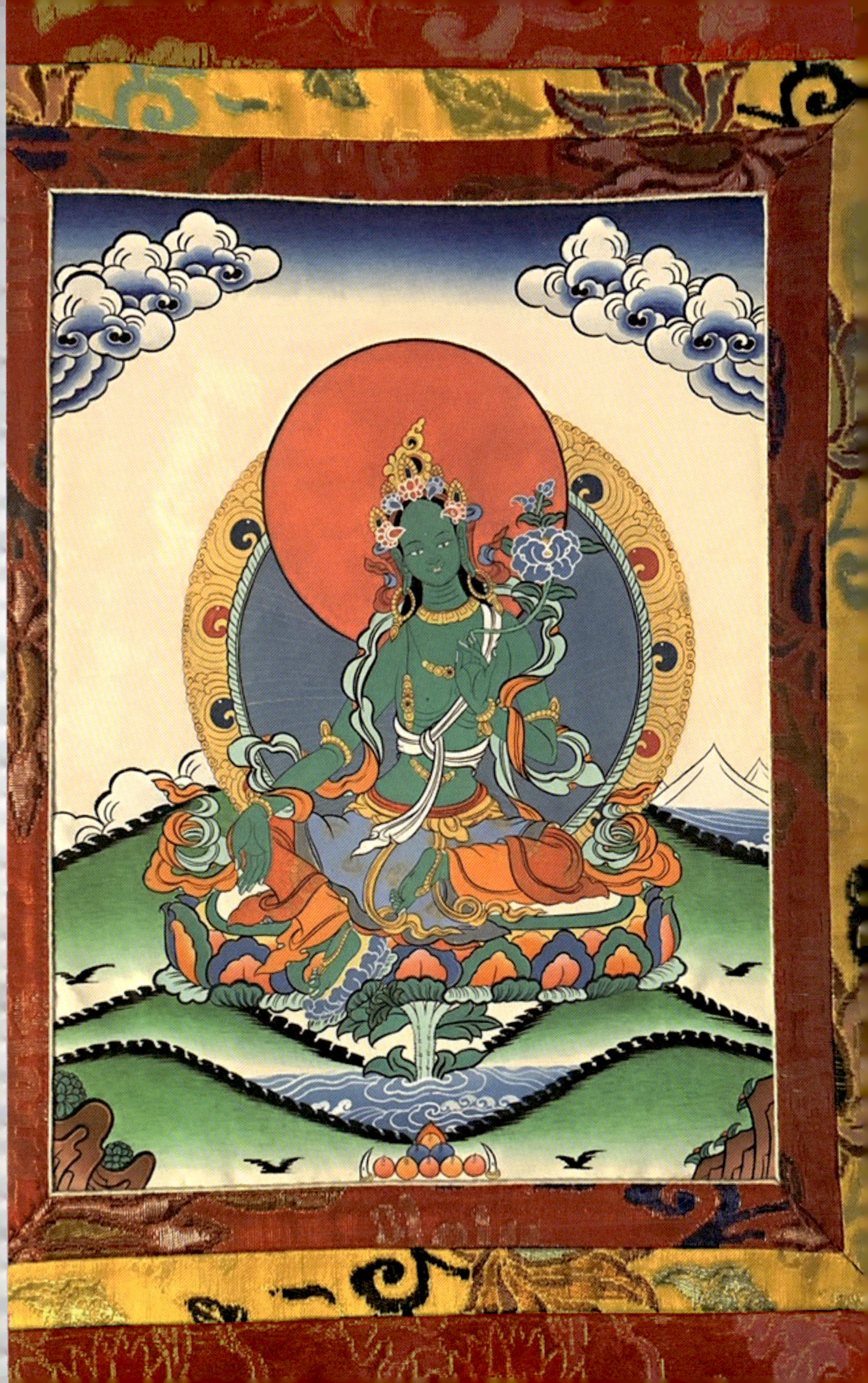

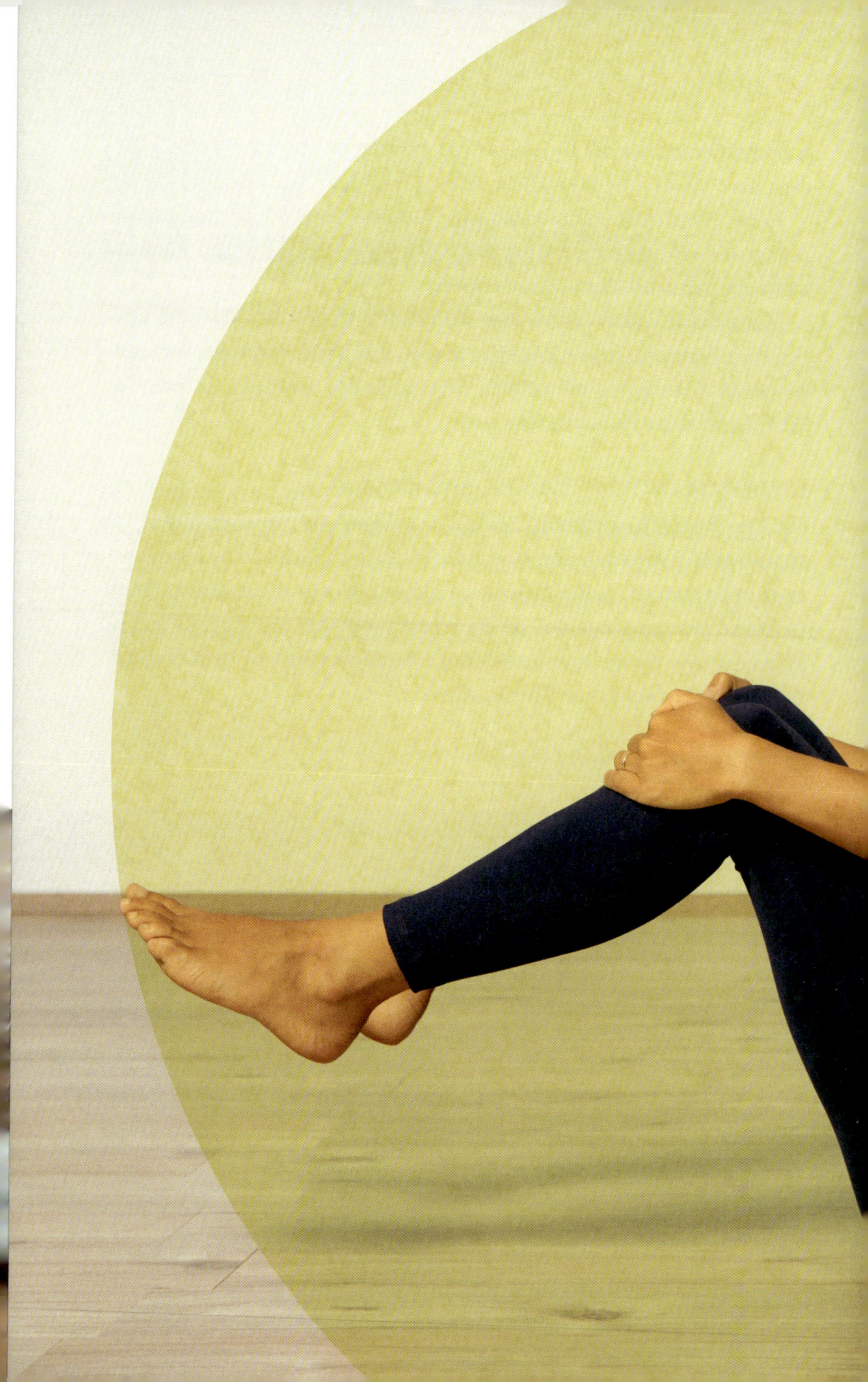

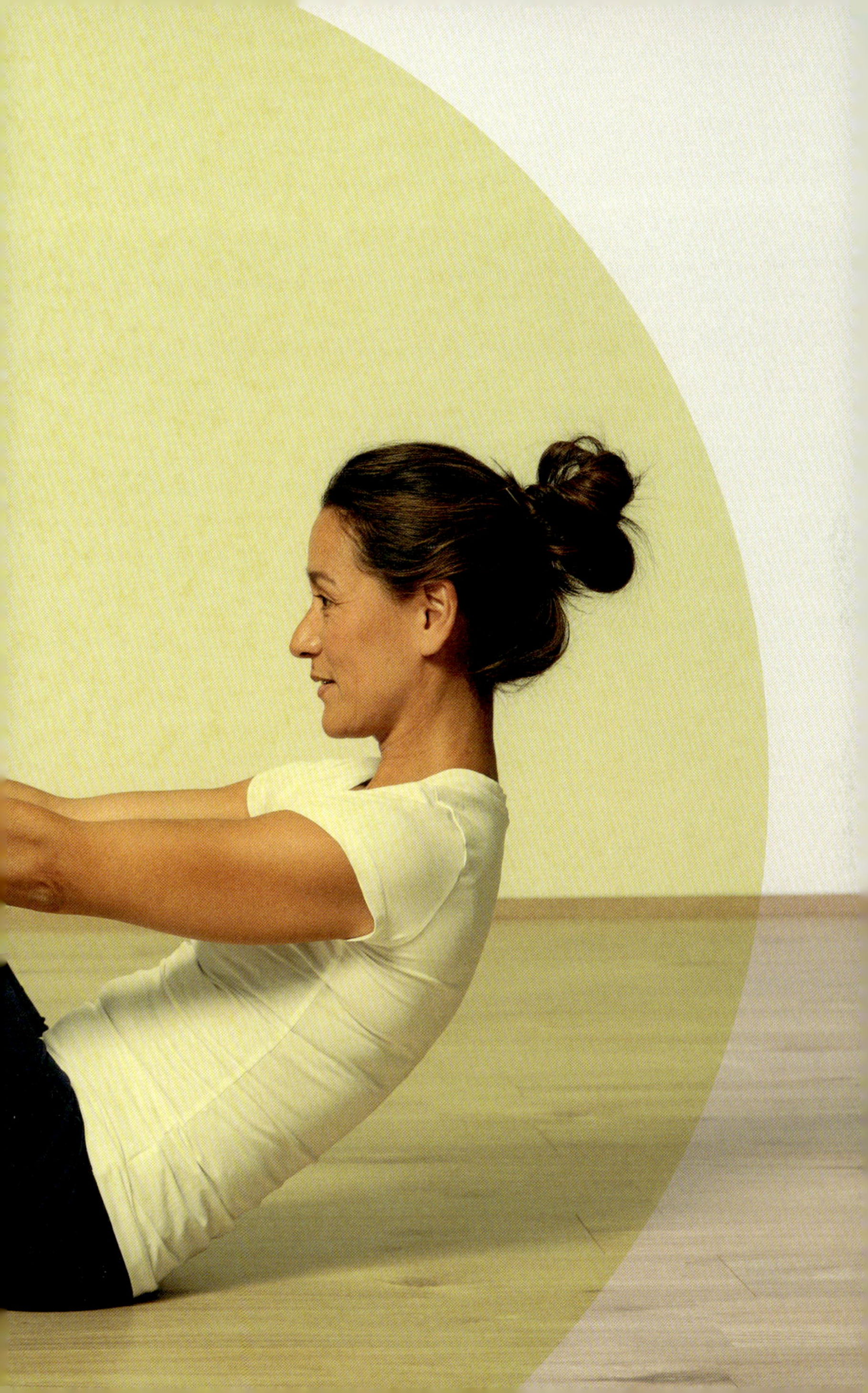

Danksagung

Dieses Buch widme ich meinen drei wunderbaren Brüdern: Dr. med. Karl Heinz Jochum mit Mariko, samt meinen vier traumhaften Nichten Maki, Karin, Toko und Clara, Dr. med. Michael Jochum mit Erika und meinen 2 Neffen Manuel und Benedikt sowie Alexander Jochum mit Kerstin Hartmann, und all meinen Lehrern, genannt in der zeitlichen Reihenfolge: Senta und Hinrich Medau, Dr. med. Ludwig Schmitt, Prof. Dr. med. Volkmar Glaser, Sree Chakravarti, Chungliang Al Huang, Zhichang Li, S.H. der 14. Dalai Lama, S.H. Drikung Kyabgon Chetsang Ven, Lati Rinpoche. Ihnen allen danke ich.
Diese überarbeitete und erweiterte Fassung des Rückenheilbuchs verdanke ich der Inspiration von Frau Brigitte Fleissner-Mikorey, Sissi Klauser und Sabine Jaenicke. Ohne deren großes Vertrauen wäre dies Buch niemals erschienen. Mein herzlicher Dank gilt auch meinen Lektorinnen Nicole Janke und Ramona Imhof, die mich mit Geduld und Gleichmut begleiteten. Auch dem Fotografen Christian Kaufmann sowie der Make-up-Artistin Mirela Likic möchte ich von ganzem Herzen für ihre engagierte und kreative Arbeit danken. Ganz besonders bedanken möchte ich mich bei meiner Nichte Maki Jochum für die Ausdauer, Geduld und Toleranz bei den Fotoaufnahmen.

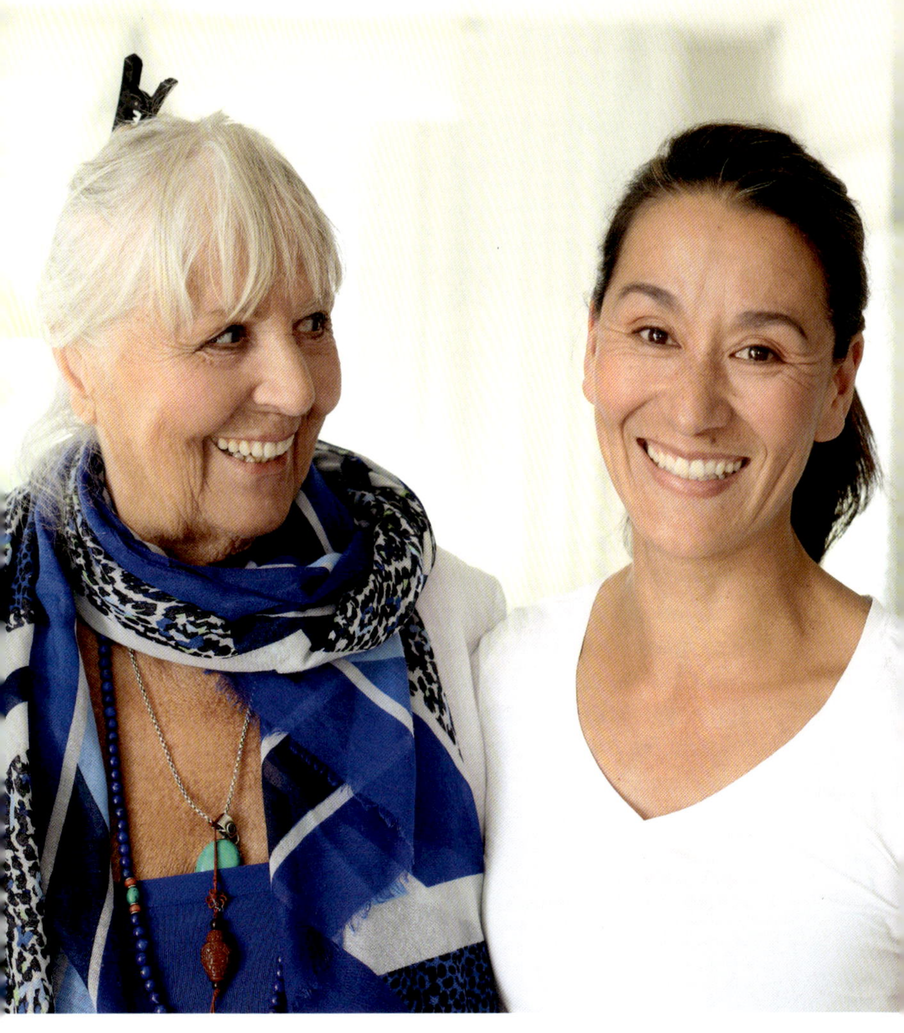

Bildnachweis
Mit 81 Farbfotos von Christian Kaufmann, München, www.christiankaufmann.de
Mit 13 Fotos und Grafiken von Shutterstock: Seite 9, 11, 13, 15, 31, 35, 36, 37, 39, 67, 79, 89, 93
Mit 2 Fotos von Adobe Stock: Seite 65, 96
Mit 1 Foto von Angelika Binczik, Milarepa Retreat Zentrum, Schneverdingen: Seite 95

Impressum
Umschlaggestaltung von bux design, Agentur für Konzeption, Gestaltung und Produktion, München, www.buxdesign.de

Alle Angaben in diesem Buch erfolgen nach bestem Wissen und Gewissen. Sorgfalt bei der Umsetzung ist indes dennoch geboten. Der Verlag und der Autorin übernehmen keinerlei Haftung für Personen-, Sach- oder Vermögensschäden, die aus der Anwendung der vorgestellten Materialien, Methoden oder Informationen entstehen könnten. Sollte diese Publikation Links auf Webseiten Dritter enthalten, so übernimmt der Verlag für deren Inhalte keine Haftung, da wir uns diese nicht zu eigen machen, sondern lediglich auf deren Stand zum Zeitpunkt der Erstveröffentlichung verweisen.
Im Interesse einer besseren Lesbarkeit wird nicht ausdrücklich in geschlechtsspezifischen Personenbezeichnungen differenziert. Die gewählte männliche Form schließt eine adäquate weibliche Form gleichberechtigt ein.

Unser gesamtes Programm finden Sie unter **kosmos.de/herbig**
Inka Jochum im Internet: www.inka-jochum.de

FSC www.fsc.org MIX Papier | Fördert gute Waldnutzung FSC® C023164

Gedruckt auf chlorfrei gebleichtem Papier

ISBN 978-3-96859-059-2
Projektleitung und Redaktion: Redaktionsteam Herbig
Gestaltungskonzept: bux design, München
Gestaltung und Satz: Katrin Kleinschrot, Stuttgart
Produktion: Vanessa Frömmig
Druck und Bindung: Longo AG
Printed in Italy / Imprimé en Italie